E. FISCHER · NATÜRLICH KOCHEN FÜR BABYS UND KLEINKINDER

ELISABETH FISCHER

NATÜRLICH KOCHEN
FÜR BABYS UND KLEINKINDER

Gesundes aus der vegetarischen Küche

Mit Illustrationen von Mascha Greune

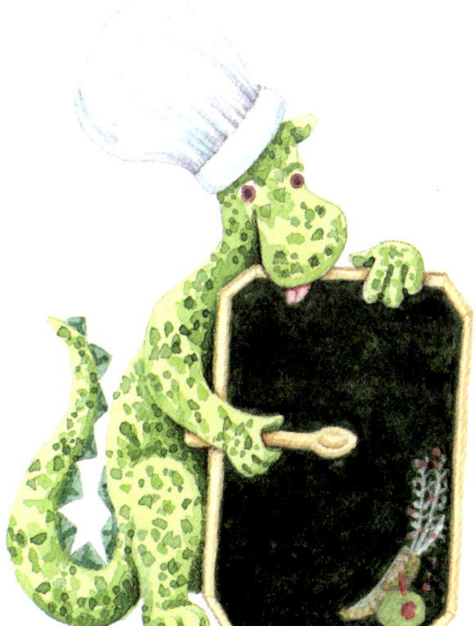

Mosaik

DIE AUTORIN

Die anerkannte Kochbuchautorin und Foodjournalistin Elisabeth Fischer lebt und arbeitet in Wien. Sie hat viele erfolgreiche Bücher zur vegetarischen Küche veröffentlicht, die ebenfalls im Mosaik Verlag erschienen sind.

Die Autorin dankt Brigitte Frey, Dipl. Ernährungswissenschaftlerin,
für die wissenschaftliche Beratung
und die fachkundige Teilnahme an vielen Testessen.

Redaktion: Ulrike Erbertseder
Umschlaggestaltung: Design Team München
Foto: Bavaria/Masterfile

Satz: Filmsatz Schröter GmbH, München
Reproduktion: Artilitho, Trento
Druck: Alcione, Trento
Bindung: Ecoprint, Lavis – Trento
Printed in Italy · ISBN 3-576-11214-6

INHALT

Das Beste für Ihr Baby – zuerst nur Muttermilch

Rein und fein – das erste Essen

DAS BESTE FÜR IHR BABY - ZUERST NUR MUTTERMILCH

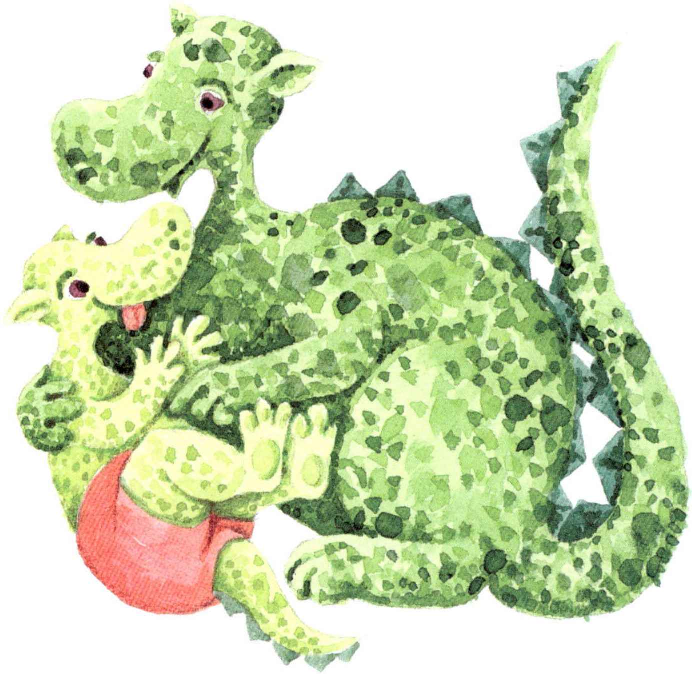

PERFEKTE ERSTE NAHRUNG

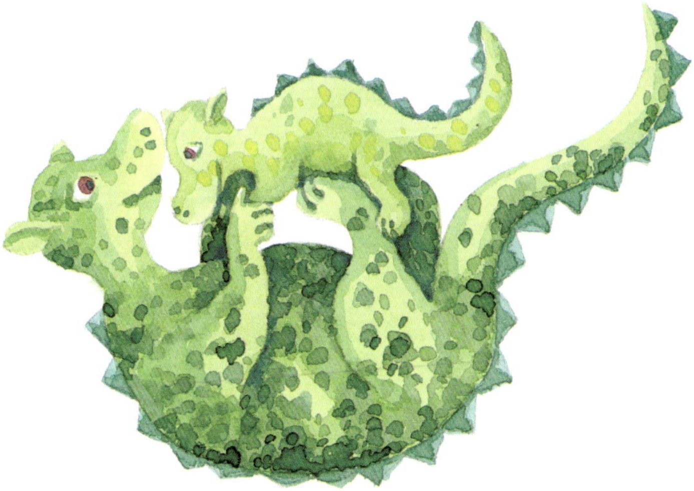

Mit Muttermilch verhelfen Sie Ihrem Kind zu einem gesunden Start ins Leben. Muttermilch ist die perfekte erste Nahrung, sie enthält sämtliche Nährstoffe, Vitamine und Mineralstoffe, die Ihr Baby braucht, um zu wachsen und zu gedeihen, und sie schützt darüber hinaus vor Krankheiten, Infektionen und Allergien. Wenn Sie Ihr Kind stillen, gibt es keine quälenden Fragen: »Füttere ich meinem Kind das Richtige, trinkt es genug oder schreit es, weil ihm die Säuglingsmilch nicht bekommt?« Ist doch die Muttermilch ein einzigartiges, da vollkommenes Nahrungsmittel, das sich in Menge und Zusammensetzung den Bedürfnissen des Kindes anpaßt. Muttermilch versorgt Ihr Baby mit allem, was es für eine gesunde Entwicklung braucht.

Die positive Wirkung der Muttermilch endet jedoch nicht mit dem Stillen. Neuere Untersuchungen haben ergeben, daß gestillte Kinder auch im späteren Leben bessere Voraussetzungen haben, gesund und munter zu bleiben: Sie leiden weniger an Übergewicht, das Risiko an Karies, Arteriosklerose, Diabetes und Krebs zu erkranken, ist geringer. Es gibt sogar Hinweise, daß Stillen die Intelligenz des Kindes fördert.

Angesichts dieser unschlagbaren Vorteile

empfehlen Kinderärzte und Ernährungswissenschaftler, mindestens vier, besser jedoch sechs Monate ausschließlich zu stillen: Denn bisher ist es nicht gelungen, eine künstliche Säuglingsmilch zu entwickeln, die alle Vorzüge der Muttermilch bietet.

OPTIMALER SCHUTZ

In den ersten Tagen, wenn sich Ihr Baby ins Leben hineinschläft und seine kleinen Bewegungen noch an das Strampeln im Mutterleib erinnern, trinkt es nur wenig – diese kleine Menge aber hat es in sich. Die erste Milch, Vormilch oder Kolostrum genannt, enthält in hoher Konzentration verschiedene Stoffe, die Ihr Kind vor Infektionen und Krankheiten bewahren.

Die Muttermilch sorgt dafür, daß das Abwehrprogramm Ihres Kindes lückenlos bleibt. Vor der Geburt war das Kind in ein wohlfunktionierendes Schutzsystem eingebettet. Nach der Geburt muß es seine eigenen Abwehrkräfte erst entwickeln. Diese Schwachstelle in der Infektabwehr wird von der Muttermilch geschlossen, Ihr Kind kann gut behütet sein eigenes Immunsystem ausbilden.

MASSGESCHNEIDERTE NÄHRSTOFFMISCHUNG FÜR BABYS

Jeder weiß, daß ein Kind viel Zeit braucht, bis es aufgrund seiner körperlichen Entwicklung bereit ist, die ersten Schritte zu wagen. Was für das Gehen stimmt, gilt auch für das Essen. Die Verdauungsfunktionen eines Babys sind noch nicht vollständig ausgereift, es braucht alle Nährstoffe in säuglingsgerechter Form, damit sie optimal verdaut und verwertet werden können. Kohlenhydrate, Fett und Eiweiß in der Muttermilch sind maßgeschneidert für zarte Babys, deren Verdauungsorgane, genau wie die Beine, erst langsam voll funktionsfähig werden.

Kohlenhydrate stellt die Muttermilch hauptsächlich in Form von Laktose zur Verfügung. Die Laktose der Muttermilch wird von Ihrem Baby maximal verdaut und aufgenommen, da es die dazu notwendigen Enzyme von Geburt an besitzt. Aber die Laktose ist nicht nur wesentlicher Bestandteil der Ernährung, sie spielt auch eine wichtige Rolle für das Abwehrsystem. Aus der Muttermilch gelangen größere Mengen von Laktose in die unteren Darmabschnitte. Dort findet der Abbau des Milchzuckers in Milchsäure statt. Diese Verwandlung von süß in sauer hat einen festen Platz im Abwehrsystem des Babys. In einem sauren Darmmilieu gedeihen große Mengen von Bifidusbakterien, welche verhindern, daß sich Krankheitskeime ausbreiten. Zur Verstärkung dieses Schutzmechanismus steuert die Muttermilch zusätzliche Stoffe bei, die das Wachstum der Bifidusbakterien kräftig unterstützen. Die schützenden Bifidusbakterien sind auch verantwortlich für den typischen, leicht sauren Geruch aus Babywindeln.

Das Fett der Muttermilch besteht überwiegend aus ungesättigten Fettsäuren. Aufgrund seiner günstigen Zusammensetzung wird das Fett aus der Muttermilch zu 90 Prozent vom kindlichen Organismus aufgenommen. Unersetzlich für die gesunde Entwicklung des Kindes sind die ungesättigten Fettsäuren Linolsäure und Linolensäure, die in der Muttermilch geballt vorhanden sind.

Was für Kohlenhydrate und Fett in der Muttermilch zutrifft – der ganz spezielle Zuschnitt auf die noch eingeschränkte Verdauungsfähigkeit eines kleinen Menschen in seinem ersten Lebensabschnitt –, gilt auch in besonderer Weise für das Eiweiß. Das Eiweiß der Muttermilch ist optimal für das kindliche Wachstum verwertbar. Darüber hinaus liefert die Muttermilch auch Eiweiß in Form von Immunglobulinen; diese bewahren Ihr Kind wirksam vor Infektionen.

Auch am Eiweiß zeigt sich deutlich, daß Muttermilch nicht kopierbar ist. Einerseits fehlen der künstlichen Säuglingsmilch die schützenden Immunglobuline, andererseits enthält Säuglingsmilch auf Kuhmilchbasis verschiedene Eiweißstoffe, welche die gefürchtete Kuhmilchallergie hervorrufen können. Und zunehmend werden auch bei Säuglingsmilch auf Sojabasis allergische Reaktionen beobachtet.

Die Versorgung mit Mineralstoffen und Vitaminen ist durch die Muttermilch sichergestellt. Eine Ausnahme bildet jedoch das Vitamin D. Vitamin D sorgt dafür, daß Kalzium in die Knochen eingebaut wird und diese fest und stark werden. Vitamin D ist zwar in kleinen Mengen in der Muttermilch enthalten, wird aber auch durch Sonnenbestrahlung in der Haut des Kindes gebildet. Sprechen Sie mit Ihrem Kinderarzt über die Rachitis-Prophylaxe.

ZUSÄTZLICHE GETRÄNKE FÜR EIN GESTILLTES KIND?

Gestillte Kinder brauchen normalerweise in den ersten Monaten außer Muttermilch keine Flüssigkeit. Nur in Ausnahmefällen, wenn es sehr heiß ist, das Baby stark schwitzt, bei Durchfall oder Erbrechen, gibt man am besten abgekochtes Leitungswasser. Wenn der Nitratwert in Ihrem Leitungswasser zu hoch ist (erfahren Sie beim Wasserwerk), erhält das Kind Mineralwasser, das mit der Aufschrift »für die Säuglingsernährung geeignet« versehen sein muß. Auch Kräutertee kommt in Frage, allerdings keine Kräutermischung, nur eine Sorte pur und auf keinen Fall gesüßt.

Abzuraten ist vor fertigen Babyteemischungen. Zuckerhaltige Babytees sind besonders bei Dauernuckeln eine Katastrophe für die Zahnentwicklung. Auch wenn »saccharosefrei« (haushaltszuckerfrei) auf der Packung steht, können in Babytees andere Zuckerarten enthalten sein. Maltose, Maltodextrin, Glucose, Fructose, Honig sowie Apfel und Birnendicksaft sind Süßungsmittel, die zahnzerstörend wirken. Vorsicht ist auch bei Kräutertees geboten, die damit werben, »kohlenhydratfrei«, also zuckerfrei zu sein. Sie können mit Eiweißbruchstücken aromatisiert sein, die mögliche Allergien verursachen.

VORTEILE DER MUTTERMILCH FÜR IHR BABY

Muttermilch fördert

- den Aufbau des Immunsystems
- den Aufbau einer gesunden Darmflora, damit eine funktionierende Verdauung
- lebenslange gesunde Eßgewohnheiten, damit Wohlbefinden und Schlankheit
- eine korrekte Stellung von Ober- und Unterkiefer, dies beugt Zahnfehlstellungen vor

Gestillte Kinder erkranken nicht an

- Kuhmilchallergie
- Allergien durch Fremdeiweiß in Babyfertigtees
- Unverträglichkeit von Kohlenhydraten in Säuglingsmilch
- chronischer Verstopfung

Gestillte Kinder erkranken weniger an

- Magen-Darm-Infekten
- Infekten der oberen Luftwege
- Mittelohr- und Lungenentzündung
- Säuglingsekzem

Gestillte Kinder

- sind zufriedener: Ihr Essen ist immer fertig, perfekt zubereitet, bekömmlich und hat die richtige Temperatur
- kann man nicht überfüttern, darum werden sie auch nicht zu dick

Gestillte Kinder sind später besser geschützt vor

- Karies
- Arteriosklerose
- Diabetes
- Krebs

BEKOMMT MEIN BABY GENUG?

Sie müssen Ihr Kind nicht nach jedem Stillen wiegen. Diesen Druck können Sie sich sparen. Auch Babys haben nicht immer gleich viel Appetit und trinken unterschiedliche Mengen. Regelmäßig nasse Windeln, ca. 5mal am Tag, ein munteres Kind und eine gesunde Entwicklung zeigen Ihnen, daß Ihr Kind ausreichend trinkt. Wenn Sie unsicher sind, fragen Sie Ihren Kinderarzt.

SCHADSTOFFE IN DER MUTTERMILCH

Auch Muttermilch kannt aufgrund der allgegenwärtigen Umweltbelastung nicht frei von Schadstoffen sein. Die Vorteile des Stillens wurden jedoch von vielen Wissenschaftlern

stets höher bewertet als eine mögliche Belastung durch Schadstoffe. Erfreulicherweise zeigen neuere Untersuchungen, daß Muttermilch, als Folge strengerer Umweltgesetze, heute nicht mehr belastet ist als andere streng kontrollierte Lebensmittel.
Um die Schadstoffmenge in der Muttermilch so minimal wie möglich zu halten, sollten Sie während der Stillzeit auf keinen Fall eine Diät machen. Schadstoffe sammeln sich im Fett an. Werden während einer Diät die Fettspeicher abgebaut, so setzt dies auch Schadstoffe frei, die dann in die Muttermilch wandern.

GESTILLTE KINDER – SPÄTER SCHLANKER UND GESÜNDER

Schon mit drei bis fünf Jahren sind viele Kinder zu dick. Diese überflüssigen Pfunde werden sie die meiste Zeit ihres Lebens herumschleppen, eine Last, die das Risiko an Herz-Kreislauf-Erkrankungen, Krebs und Diabetes erhöht. Die Grundlage für das Übergewicht im späteren Leben bildet oft eine Fehlernährung im Säuglingsalter. Mütter, die ihre Babys mit industriell gefertigter Säuglingsmilch füttern, stehen unter dem Mengendiktat der Babymilchhersteller. Das Fläschchen mit einem bestimmten genormten Maß muß leergetrunken werden! Geschieht dies nicht, hat die Mutter versagt, hat das Baby versagt und das kindliche Fortkommen scheint gefährdet. Individuelle Schwankungen im Bedarf des Kindes haben in diesem System keinen Platz. Schreit das Baby, weil es satt ist, wird dies oft als Zeichen für Hunger mißverstanden und dem pappsatten Kind das Fläschchen aufs neue in den Mund gesteckt. So lernt das Baby von Anfang an, mehr zu trinken als es will und braucht. Ein ungesundes Eßverhalten, mit dem es sein Leben lang belastet sein wird. Erschwerend im wahrsten Sinn des Wortes kommt hinzu, daß durch die zuckerorientierte Zusammensetzung einzelner Säuglingsmilchprodukte die Kinder schon mit ihrem ersten Schluck an eine zu süße Nahrung gewöhnt werden.
Für gestillte Kinder gestalten sich die ersten Eßerfahrungen entspannter. Das Kind trinkt nach seinem eigenen Rhythmus, wann, wie oft und wieviel es will. Kinder, die sich von Anfang an nach ihren eigenen Bedürfnissen ernähren dürfen, nehmen nur soviel Nahrung auf, wie sie wirklich brauchen. Ihr natürlicher Sättigungsmechanismus bleibt intakt. Zum einen steuert die Magenfüllung die aufgenommene Essensmenge, zum anderen stimmen Säuglinge ab ihrem 41. Lebenstag die Trinkmenge auf den Kaloriengehalt der Nahrung ab, das heißt, Säuglinge trinken nur so lange, bis sie die benötigten Kalorien zu sich genommen haben.
Dieses »nach dem eigenen Bedarf essen« in den ersten Tagen und Wochen prägt das Eßverhalten gestillter Kinder über die Stillzeit hinaus. Mit dem positiven Ergebnis, daß ge-

stillte Kinder als Erwachsene schlanker und damit auch gesünder sind.

SO KLAPPT DAS STILLEN

Stillen ist eine natürliche Angelegenheit: Es funktioniert ohne großen Aufwand, sonst hätte die Menschheit nicht überlebt. Die wichtigste Voraussetzung für erfolgreiches Stillen: entspannt sein und gelassen darauf warten, bis aus der Mutterbrust, dieser wirklichen Naturküche, die perfekte Milchmischung für Ihr Baby kommt.

Das Zeichen, daß mit der Milchproduktion begonnen werden kann, gibt das neugeborene Kind selbst. Kurz nach der Geburt hat Ihr Baby einen sehr starken Saugreflex. Den sollten Sie nutzen und das Baby gleich anlegen. Es fließt jetzt zwar noch keine Milch, aber die durch das Saugen ausgelöste hormonelle Reaktion bewirkt, daß die Milchproduktion einsetzt. Bei der Muttermilch bestimmt die Nachfrage das Angebot: Je öfter Ihr Kind an der Brust saugt, desto mehr Milch wird gebildet. Lassen Sie sich deshalb nicht durch Ratschläge wie »Die Brust muß leergetrunken werden« verunsichern.

Legen Sie Ihr Kind immer an, wenn es sich meldet, das kann in der ersten Zeit bis zu 12mal am Tag sein. Vergessen Sie alles, was Sie je über einen Vierstunden-Rhythmus für Babys gehört haben. Jedes Baby hat seinen eigenen Rhythmus, vielleicht ist darunter auch ein Vierstunden-Rhythmus. Wenn Sie un-

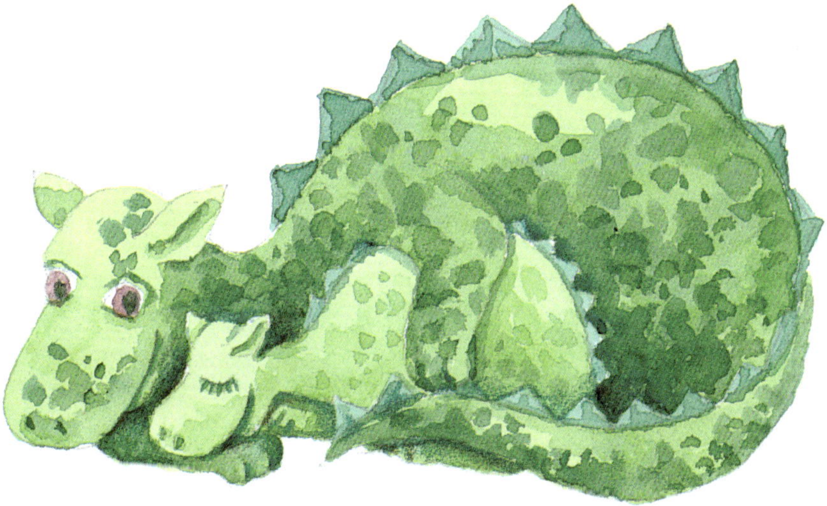

ter dem Zwang stehen, Ihr Baby zu bestimmten Zeiten zu füttern, bereiten Sie Ihrem Kind und sich selbst Streß. In einer Zeit, in der Sie dringend Erholung brauchen, basteln Sie sich so überflüssigen Ärger. Geben Sie Ihrem Kind zu trinken, wann immer es will. Nach einigen Tagen wird sich der Milchfluß eingespielt haben. Je zufriedener Ihr Kind ist, um so besser geht es Ihnen, und um so selbstverständlicher strömt die Milch, die ihre Zusammensetzung auch während des Stillens ändert. Wenn Ihr Kind anfängt zu trinken, ist die Milch dünnflüssiger, um den ersten Durst zu stillen, danach wird sie dicker und nährstoffreicher. Daher sollten Sie Ihr Kind auch bei jedem Stillen auf beiden Seiten anlegen.

Akzeptieren Sie vom ersten Tag an, daß Ihr Kind, dieses winzige, neugeborene Wesen, selbst bestimmt, wann, wieviel und wie oft es trinken will. Dadurch ersparen Sie ihm und sich selbst viele Probleme psychischer und körperlicher Natur. Und Sie ermöglichen Ihrem Kind auch über die Stillzeit hinaus ein Eßverhalten, das durch Hunger und den natürlichen Sättigungsmechanismus geprägt wird – eine wichtige Voraussetzung für seine spätere Gesundheit.

Wenn Sie sich unsicher fühlen, nehmen Sie Kontakt mit einer Stillgruppe auf (Adressen siehe Seite 126). Der Erfahrungsaustausch mit anderen stillenden Müttern wird Sie ermutigen, und Sie erhalten konkrete, praktische Ratschläge.

EMPFEHLENSWERT IST EINE HÄNGEMATTE

Sie müssen nicht die perfekte Mutter sein, bei der alles ohne Komplikationen reibungslos, wie am Schnürchen funktioniert: die powerfulle Wunderfrau, die durchgestylt ein nie schreiendes Baby versorgt, den Haushalt mit links erledigt und energiegeladen nebenbei Karriere macht. Kein schlechtes Gewissen, wenn Sie um zwölf Uhr mittags immer noch im Bademantel zugange sind. Kein Grund, sich schlecht zu fühlen, wenn Sie Hilfe und Unterstützung von der Familie oder von Freunden brauchen und wollen. Sie leisten Anstrengendes und müssen jetzt Ihren Alltag neu gestalten. Begegnen Sie dem gelegentlichen Chaos mit Gelassenheit, dies sind die ersten Wochen im Leben Ihres geliebten Kindes, geben Sie ihm vom Kostbarsten, das unsere Gesellschaft zu bieten hat: Zeit und Aufmerksamkeit.

Gestalten Sie den Tagesablauf so angenehm wie möglich. Suchen Sie zum Stillen einen gemütlichen Platz. Empfehlenswert ist eine Hängematte, in der Sie mit Ihrem Kind über dem Boden schweben. Das leichte Schaukeln in der Hängematte entspannt, und Sie können nach dem Stillen mit Ihrem Baby sanft einschlafen.

Genießen Sie diesen innigen Kontakt zu Ihrem Kind. Diese intensive Zeit dauert nicht lange. Ihr Kind wächst mit jedem Tag, und bald strebt es zielbewußt aus Ihren Armen in die Selbständigkeit.

GESUNDE ERNÄHRUNG FÜR DIE STILLENDE MUTTER

Sie haben keinen bedeutend erhöhten Kalorienbedarf, wenn Sie Ihr Kind stillen. Bereits 1 Scheibe Vollkornbrot, 1 Kartoffel, 2 EL Haferflocken, 150 g Gemüse, 1 Stück Obst und 1/4 l Vollmilch zusätzlich genügen. Wichtig ist nicht, daß Sie besonders viel essen, sondern daß sie besonders vollwertig essen. Sie brauchen jetzt fast zwei Drittel mehr Vitamine und Mineralstoffe, und die sind in frischem Gemüse, Obst, Getreide, Kartoffeln und Milchprodukten enthalten.

Einen Zusammenhang zwischen der Ernährung der Mutter und Blähungen und Wundsein beim gestillten Kind konnten Untersuchungen nicht bestätigen. Hat Ihr Baby jedoch Blähungen, sollten Sie in der ersten Zeit Kohlsorten, Hülsenfrüchte und Zwiebeln vermeiden.

Trinken Sie reichlich, mindestens zwei Liter am Tag. Am besten Mineralwasser und ungesüßte Früchte- oder Kräutertees. Auf Kaffee und schwarzen Tee müssen Sie nicht verzichten, allerdings in Maßen, nicht mehr als zwei bis drei Tassen pro Tag. Höchste Vorsicht ist beim Alkohol geboten. Konsumieren Sie im Interesse Ihres Kindes nur selten ein Gläschen Bier, Wein oder Sekt. Alkohol, aber auch Koffein gehen in die Muttermilch über.

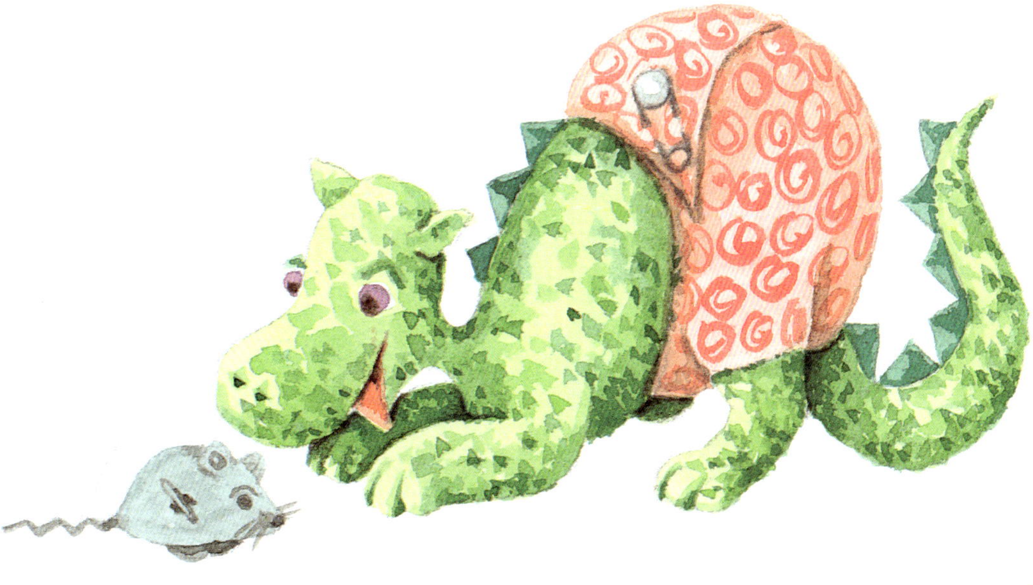

SÄUGLINGSMILCH

Fast alle Frauen können ihre Kinder stillen. Wenn Sie jedoch aus medizinischen oder beruflichen Gründen auf das Stillen verzichten müssen oder nicht stillen wollen, so wählen Sie eine Säuglingsanfangsnahrung mit der Bezeichnung »pre«. Sie enthält als einziges Kohlenhydrat Laktose (Milchzucker) und kommt in der Nährstoffzusammensetzung der Muttermilch am nächsten. Säuglingsanfangsnahrung mit der Bezeichnung »1« und Folgenahrung »2« liefern neben Laktose auch beträchtliche Mengen anderer Zucker, wie Saccharose (Haushaltszucker), Maltose, Glucosesirup, vorgekochte oder gelatinierte Stärke und Maltodextrine. Dieses Potpourri der verschiedensten Zucker gewöhnt Babys vom ersten Schluck an eine zu süße Nahrung und kann, da es meist mehr Kalorien liefert als Muttermilch oder Säuglingsanfangsnahrung vom Pre-Typ, zu Überfütterung führen. Das gilt besonders für die Folgemilch 2.

Es besteht auch die Gefahr, daß einzelne Zucker dieser bunten Mischung Unverträglichkeitsreaktionen hervorrufen, zum Beispiel Fructose (Bestandteil von Saccharose). Auch wenn Sie Ihr Baby mit dem Fläschchen füttern, können Sie seine individuellen Eßzeiten und sein natürliches Sättigungsgefühl berücksichtigen. Geben Sie Ihrem Kind das Fläschchen, wenn es sich meldet, und nicht nach einem starren Zeitplan. Ihr Kind muß nicht immer austrinken. Manchmal hat es einfach weniger Hunger. Sprechen Sie mit Ihrem Kinderarzt über die Säuglingsnahrung; sind in Ihrer Familie Allergien aufgetreten, wird er Ihnen eine hyperallergene Nahrung empfehlen.

Dringend abzuraten ist vor selbsthergestellter Frischkorn- oder Mandelmilch. Diese Zubereitungsarten bilden ein sehr hohes Infektionsrisiko für Babys und überfordern ihre Verdauungsfähigkeit. Außerdem ist die Versorgung mit Vitaminen und Mineralstoffen nicht sichergestellt.

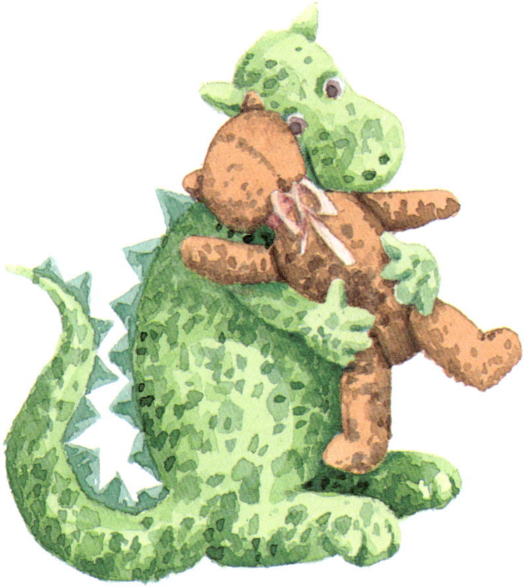

REIN UND FEIN - DAS ERSTE ESSEN

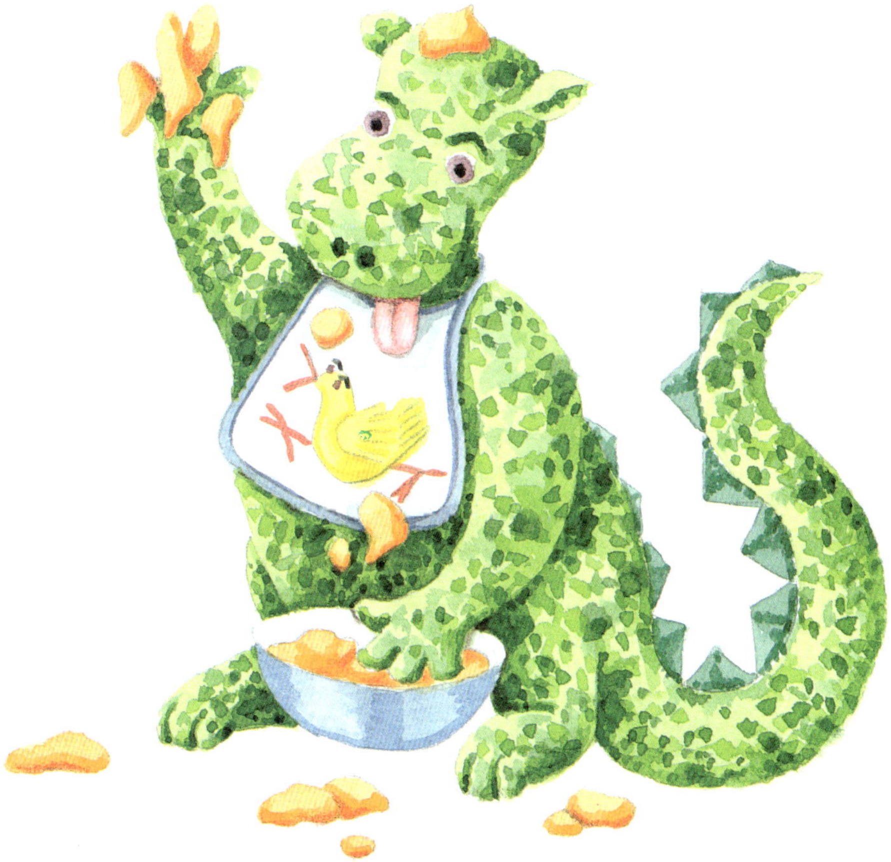

BEIKOST - EIN TELLERCHEN, EIN LÖFFELCHEN, EIN BREI

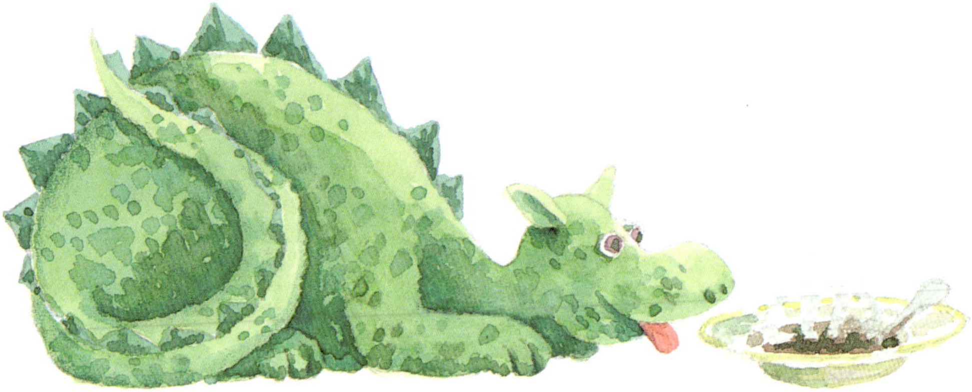

Frühestens ab dem fünften Lebensmonat sind die Verdauungsfunktionen Ihres Babys so weit gediehen, daß auch eine andere Nahrung als Mutter- oder Säuglingsmilch vertragen wird. Viele Kinderärzte und Wissenschaftler empfehlen aber ausdrücklich, in den ersten sechs Monaten voll zu stillen und erst im siebten Lebensmonat mit der Beikost zu beginnen.

Besonders allergiegefährdete Kinder profitieren von der langanhaltenden Muttermilchernährung. Säuglingsmilch muß jedoch bereits ab dem fünften Monat mit Beikost ergänzt werden.

Ihr Kind betritt die Welt des Essens mit kleinen, behutsamen Schritten, aber immerhin, es gibt schon ein Löffelchen und ein Tellerchen samt Brei zu entdecken. Absolutes Neuland für ein Baby, das bis jetzt nur die Mutterbrust oder das Fläschchen gekannt hat. Auch für Sie ist es ein spannendes, manchmal Nerven kostendes Erlebnis, Ihr Kind auf dem Weg zu den kulinarischen Genüssen zu begleiten. Ausgangspunkt der Reise, deren Tempo Ihr Kind bestimmt, sind feinst pürierte, vollkommen reine Speisen aus Gemüse, Obst, Getreide und Milch, ohne jeglichen Zusatz von Salz, Zucker oder sonstigen Würzmitteln.

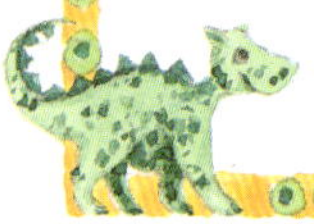

DAS ERSTE MA(H)L

Den Zeitpunkt, wann das erste Löffelchen Brei wirklich geschluckt und nicht herausgeprustet wird, bestimmt Ihr Kind selbst. Interesse am Essen, kräftiger Appetit, die Zunge wird nicht mehr nach vorn geschoben, wie dies für das Saugen notwendig war, dafür Kaubewegungen – das sind Zeichen, daß Ihr Kind bereit ist, mit dem Essen zu beginnen.

Mit diesen sichtbaren Veränderungen geht die Ausreifung der Verdaungsfunktionen und ein erhöhter Nährstoff-, Vitamin- und Mineralstoffbedarf einher. Ihr Baby kann jetzt ganz allmählich Kohlenhydrate, Fett und Eiweiß so verdauen, wie sie in ausgewählten Lebensmitteln vorliegen und nicht nur in ihrer perfekt säuglingsgerechten Aufbereitung in der Muttermilch.

Doch überstürzen Sie aus Begeisterung über diese Fortschritte nichts, indem Sie die Verdauungsfähigkeit Ihres Kindes mit einem Überangebot überfordern. Langsam, eine nach der anderen, werden die Mahlzeiten eingeführt, dazu immer noch Mutter- oder Säuglingsmilch. Bis zu Anfang des zweiten Lebensjahres alle Milchmahlzeiten ersetzt sind. Das erste Essen heißt nicht ohne Grund »Beikost«. Üben Sie sich in Geduld, Ihr Kind hat Zeit, alle Köstlichkeiten kennenzulernen. Auch der größte Feinschmecker hat einmal mit Karotten begonnen – vermutlich mit besonders zarten und jungen.

KAROTTEN FÜR DAS HÄSCHEN

Als erste Speise sind Karotten mit ihrem hohen Gehalt an Vitaminen, besonders Vitamin A, und Mineralstoffen geeignet. Anregend und damit kräftigend auf die Darmtätigkeit wirken Ballaststoffe, die in Karotten reichlich vorkommen. Die Karotten entsprechen dem süßen Geschmack, den Ihr Baby durch die Muttermilch gewöhnt ist.

Wenn Ihr Kind sehr hungrig und ungeduldig ist, geben Sie ihm zuerst ein wenig zu trinken, der ungewohnte Karottenbrei könnte sonst auf empörte Ablehnung stoßen. Erwarten Sie nicht, daß Ihr Kind sofort eine ganze Portion ißt; zwei, drei Teelöffelchen, aber vielleicht auch gar nichts. Anschließend gibt es ja die gewohnte und damit beruhigende Mutterbrust. So wird Ihr Kind satt, und dieser erste Ausflug an den Eßtisch bleibt angenehm in Erinnerung.

Auch das kann passieren: Ihr Kind spuckt alles aus, hat überhaupt keine Lust aufs Essen. Da hilft nur eines: Ruhe bewahren, alles abwischen und einige Tage später einen zweiten Versuch starten.

Bieten Sie Ihrem Kind jetzt jeden Tag, am besten mittags, einen sehr fein pürierten, salzfreien Karottenbrei an. Damit das fettlösliche Vitamin A vom kindlichen Organismus aufgenommen werden kann, rühren Sie etwas Butter oder Keimöl (nicht kaltgepreßt!) und für die Vitamin-C-Versorgung frisch gepreßten

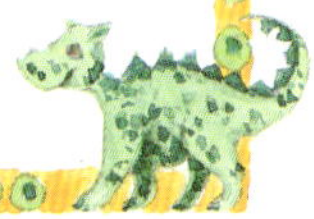

Orangensaft unter den Brei. Ißt Ihr Kind ca. 100 g Karottenbrei (bis das soweit ist, können zwei Wochen vergehen), wird der Speiseplan fürs Mittagessen erweitert, allerdings nur um Kartoffeln.

KARTOFFELN FÜR IHR BÄRCHEN

Die zweite Speise aus der feinen Babyküche, die Ihrem Kind mittags serviert wird, ist der Karotten-Kartoffel-Brei: Auch dieser selbstverständlich ohne Salz, Gewürze oder sonstige Zusätze zubereitet. Eine wertvolle Mischung, sind doch Kartoffeln äußerst vitamin-, mineralstoff- und ballaststoffreich und bieten in Kombination mit Muttermilch alle Nährstoffe in einer für Ihr Kind gut verwertbaren Form. Denn auf die Muttermilch zur Abrundung des Mittagessens kann Ihr Kind erst verzichten, wenn es ca. 150 g Karotten-Kartoffel-Brei ißt. Bis diese erste Portion ganz verspeist wird, und erst dann wird eine neue Beikostmahlzeit am Abend eingeführt, kann es eine Woche bis zu einem Monat dauern. Ab dem sechsten Monat können Sie auch 10 g feine Haferflocken mitkochen und ab dem siebten Monat einmal pro Woche ein gekochtes Eigelb unterrühren, das unterstützt die Eisenversorgung.
Bleiben Sie beim Karotten-Kartoffel-Brei, solange er Ihrem Kind schmeckt. Auch wenn die Vorstellung für Sie ziemlich ungewöhnlich bis abschreckend ist, daß jeden Mittag das gleiche aufgetragen wird. Ihr Kind lernt das Essen mit einer gewohnten, bekömmlichen Speise leichter, und sein Darm kann sich in aller Ruhe auf die neuen Lebensmittel einstellen. Geht Ihr Kind öfters lustlos mit seinem Brei um und interessiert sich für anderes Essen, kommt das nächste Gemüse an die Reihe. Bleiben Sie zuversichtlich, jeder Gourmet hat klein angefangen.
In der Praxis hat es sich bewährt, zuerst mittags die Milchmahlzeit durch das Essen zu ersetzen. Sie sollten aber durchaus die individuellen Bedürfnisse Ihres Kindes berücksichtigen. Vielleicht gehört es zu den Menschen, die morgens bereits mit einem Riesenhunger aufwachen und zum Frühstück mit Begeisterung einen Gemüse-Kartoffel-Brei essen.

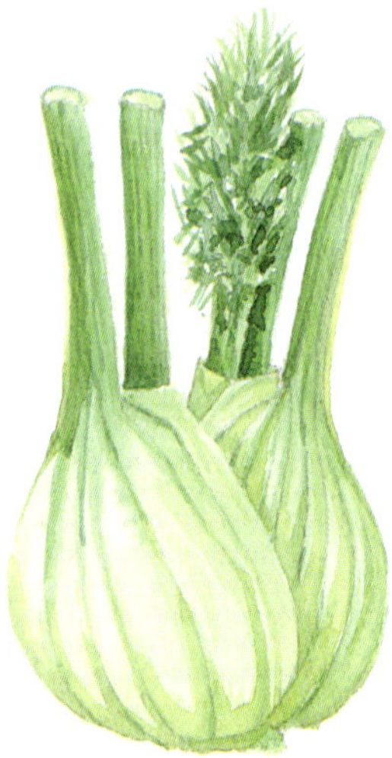

MEHR GEMÜSE – EINES NACH DEM ANDEREN

Auch für neue Gemüsesorten, wie Brokkoli, Fenchel, Blumenkohl, Kürbis und Zucchini, die ab dem siebten Lebensmonat zusammen mit den Kartoffeln im Eßalltag Ihres Kindes auftauchen, gilt: eins nach dem anderen. Denn nur so können Sie feststellen, ob Ihr Kind ein ungewohntes Gemüse nicht verträgt oder sogar allergisch darauf reagiert.

NATÜRLICH SÜSS – OBST

Täglich Obst zum Dessert, als kleine Zwischenmahlzeit am Morgen oder am Nachmittag: Machen Sie diese gesunde Eßgewohnheit Ihrem Kind gleich zu Beginn seiner Eßversuche schmackhaft. Besonders bekömmlich und beliebt sind die Klassiker der Babyküche: Apfelmus, roh geriebene Äpfel und schaumiger Bananenbrei. Je nach Jahreszeit gibt es auch saftige, reife Birnen, Aprikosen, Pfirsiche und Beeren. Füttern Sie Ihrem Kind das Obstpüree nur 100 Prozent pur, also natürlich süß, ohne Zusatz von Zucker oder Honig. Auch vom Obstpüree wird Ihr Kind am Anfang nur ganz wenig kosten, vielleicht hat es schon nach einem Teelöffelchen genug.
Reichen Sie Obstpüree jedoch nicht allein als Hauptmahlzeit, es enthält, obwohl sehr vitamin- und mineralstoffreich, nicht genügend Eiweiß, Fett und Kohlenhydrate. Was für das

Vollkorngetreide und Vollmilch erst ab sechs Monaten

So befremdlich es ernährungsbewußten Eltern erscheinen mag: Babys bis zu sechs Monaten dürfen keine Trinknahrung oder Breie bekommen, die Vollkorngetreide und unverdünnte Vollmilch enthalten.
Kinder unter sechs Monaten haben noch nicht genügend Enzyme zur Aufspaltung von Vollkornprodukten und zur Verdauung von Stärke gebildet. Der zu frühe Verzehr von Vollkornprodukten kann zu gesundheitlichen Störungen führen: zu Durchfall, Blähungen, Beeinträchtigungen der Darmschleimhaut und Zöliakie (Glutenunverträglichkeit). Genauso können bestimmte Eiweißanteile der Kuhmilch, die in der Muttermilch nicht enthalten sind, eine Allergie hervorrufen. Durch die entwicklungsgerechte und langsame Einführung von Vollmilch und Vollkorn fühlt Ihr Kind sich wohler, ist gesünder und kaum gefährdet, ein Leben lang in der Auswahl von Lebensmitteln eingeschränkt zu sein. Verarbeiten Sie Vollkornprodukte zuerst in Form von sehr feinem Grieß oder Mehl. Gerichte aus ungekochten Flocken und Schrot, wie Müsli und Frischkornbrei, sowie Buchweizen, Hirse, Quinoa und Amaranth erst im zweiten Lebensjahr füttern.

Gemüse zutrifft, gilt auch beim Obst: Führen Sie jeweils nur eine Sorte neu ein. Manche Babys reagieren auf bestimmte Fruchtsäuren empfindlich, und Sie können gleich feststellen, ob eine Frucht noch nicht vertragen wird. Darum ist im ersten Jahr auch Zurückhaltung bei exotischen Früchten wie Mangos, Papayas und Ananas angesagt.

VOLLMILCH-GETREIDE-BREI

Vollkorngetreide und Vollmilch, dazu Vitamin-C-reicher Obstsaft, sonst nichts – das sind die Zutaten für die dritte Mahlzeit, mit der Ihr Kind auch wieder nur teelöffelchenweise und auch nicht vor dem sechsten Monat Bekanntschaft macht. Geben Sie diesen Brei am Abend, Getreide und Vollmilch sind sehr sättigend, und Ihr Kind wird nachts seltener mit Hunger aufwachen.

Bevorzugen Sie sehr feines, frisch gemahlenes Getreide, es hat den höchsten Vitamingehalt und schmeckt am besten. Hafer, ein richtiges Kraftfutter, enthält mehr Eiweiß und Fett als die anderen Getreidesorten, dazu reichlich Mineralstoffe, besonders Eisen und Kalzium. Wenn Ihrem Kind der Haferbrei schmeckt, auch aus feinen Flocken, können Sie ihn jeden Abend servieren. Probleme mit der Abwechslung? Denken Sie an Schottland, da gibt es täglich Porridge. Auch Weizen, Dinkel und Gerste eignen sich für den Abendbrei, aber verwenden Sie jeweils nur eine Getreidesorte. Bei Glutenunverträglichkeit (Zöliakie) nehmen Sie Reis.

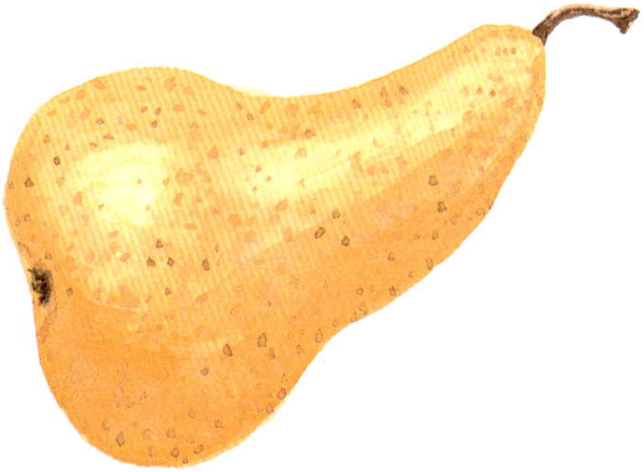

MILCHFREIER GETREIDEBREI MIT OBST

Umfaßt der Speiseplan Ihres Kindes bereits Mutter- oder Säuglingsmilch zum Frühstück, Gemüse-Kartoffel-Brei und Obstmus zum Mittagessen sowie Getreide-Vollmilch-Brei mit Saft zum Abendessen, wird auch die Milchmahlzeit am Nachmittag Löffelchen für Löffelchen durch einen milchfreien Getreide-Obst-Brei ersetzt.

Auch die Zubereitung dieses Breis folgt dem obersten Grundsatz für die erste Babyküche: »Rein und fein«, und enthält darum nur fein gemahlenes Getreide, Wasser und reines gekochtes Obstmus oder Püree von rohen Früchten.

Lebensmittel aus ökologischer Landwirtschaft

Um Ihr Kind vor Schadstoffen zu bewahren, sollten die Zutaten für die erste Beikost aus ökologischer Landwirtschaft kommen. Getreide, Kartoffeln, Gemüse, Obst und Milch von Bio-Bauern gibt es im Naturkostgeschäft, aber auch immer mehr Supermärkte haben ein gutes Bio-Sortiment. Besonders frisch ist das Gemüse auf Bauernmärkten oder direkt vom Bio-Hof.

WIE LANGE STILLEN?

Je mehr Ihr Kind ißt, um so geringer wird der Beitrag der Muttermilch zur täglichen Ernährung. Manche Kinder ziehen von sich aus die Konsequenz und zeigen kein Interesse mehr an der Mutterbrust. Andere Kinder wollen von dieser lieben Gewohnheit nicht lassen. Wenn alle Beikostmahlzeiten eingeführt sind, und Ihr Kind damit auch Vollmilch verträgt, können Sie entscheiden, wann Sie abstillen wollen.

ERSTE GETRÄNKE

Wenn Kinder die erste Beikost bekommen, brauchen sie auch Getränke. Lassen Sie sich nicht von der Werbung verführen, die in schrillsten Tönen bunteste Säftchen für glücklichste Kinder anbietet. Idealer Durstlöscher für Babys und Kinder ist und bleibt Wasser. Sie sind keine Rabeneltern, wenn es als Getränk »nur« Trinkwasser oder kohlensäurearmes Mineralwasser gibt – im Gegenteil. Kinder brauchen im Vergleich zu Erwachsenen mehr Flüssigkeit, daher eignen sich für den großen Durst auch ungesüßte Kräutertees und stark mit Mineralwasser verdünnte Fruchtsäfte. Teure Kindersäfte müssen nicht sein. Naturreine Säfte aus ökologischer Landwirtschaft, ohne Zusatz von Zucker oder Vitaminen, sind empfehlenswert. Hände weg von fertigen Baby- und Kinderteemischungen (siehe S. 10).
Gewöhnen Sie Ihrem Kind nicht das Dauernuckeln aus dem Fläschchen an. Die ständige Mundddusche verursacht Karies. Zum einen nagt der Fruchtzucker aus den Säften ununterbrochen an den Zähnchen, zum anderen wird der Speichel weggespült. Dieser übernimmt aber eine wichtige Rolle bei der Karies-

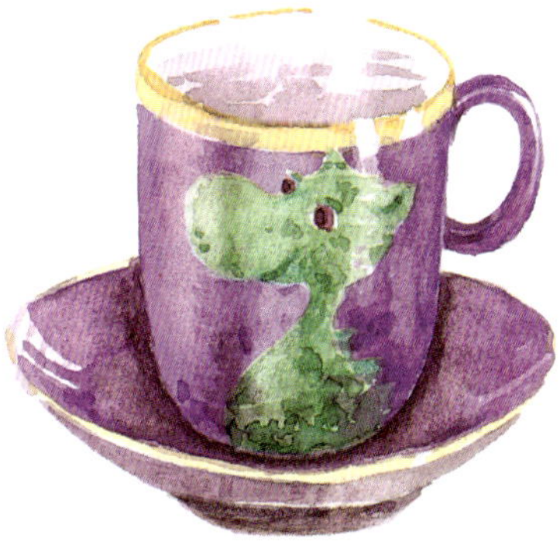

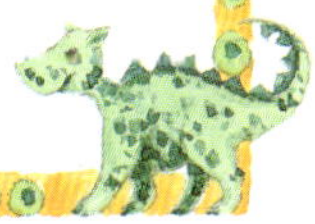

prophylaxe: Er neutralisiert die Säuren, die sich beim Zuckerabbau bilden, und baut neue Mineralstoffe in den Zahnschmelz ein, damit dieser hart und widerstandsfähig wird. Das ständige Am-Fläschchen-Hängen kann auch zu einer Fehlernährung führen: Die Kinder haben wenig Hunger, und von den wichtigen Mahlzeiten wird kaum gegessen. Einfache Lösung für dieses Problembündel: So bald wie möglich aus dem Becher trinken.

VEGETARISCHE ERNÄHRUNG FÜR BABYS UND KLEINKINDER

Eine vollwertige vegetarische Ernährung ist für Erwachsene nachweislich gesund, sie hält schlank und beugt gegen Krankheiten vor. Kann sie aber auch den besonderen Nährstoffbedarf von Babys und Kleinkindern decken?
Eine ovo-lacto-vegetarische Ernährung, die neben pflanzlichen Lebensmitteln auch Milchprodukte und Eier beeinhaltet, versorgt Babys und Kleinkinder mit genügend Nährstoffen, mit Eiweiß, Fett und Kohlenhydraten. Eine vollwertige vegetarische Ernährung erfüllt drei grundlegende Forderungen an ein gesundes Essen: Fett und Eiweiß stammen zum größten Teil aus pflanzlichen Quellen, bei den Fettsäuren überwiegen die ungesättigten, und es werden genügend Ballaststoffe verzehrt, die Voraussetzung für eine funktionierende Verdauung sind.
Obst, Gemüse, Kartoffeln, Hülsenfrüchte, Getreide, Nüsse, Samen, Milch, Milchprodukte, Käse und Eier enthalten auch die Vitamine und Mineralstoffe, die Ihr Kind für sein Wachstum braucht. Diskussionspunkt ist allerdings die Versorgung mit Eisen.

EISEN, DER STOFF, MIT DEM DAS BLUT GEMACHT WIRD

Eisen spielt bei der Blutbildung eine wesentliche Rolle. Pflanzliche Lebensmittel bieten Eisen in dreiwertiger, Fleisch hingegen in zweiwertiger Form. Zweiwertiges Eisen wird vom Organismus besser aufgenommen als dreiwertiges. Durch den gleichzeitigen Verzehr eisenreicher pflanzlicher Lebensmittel und Vitamin-C-reicher Lebensmittel wird jedoch dreiwertiges Eisen in zweiwertiges Eisen umgewandelt. Zum Beispiel: Hafer-Milch-Brei mit Orangensaft, Gemüse-Kartoffel-Brei mit Orangensaft und einmal pro Woche ein gekochtes Eigelb,

Nicht ohne Milch und Eier

Ernährungswissenschaftler warnen vor einer rein pflanzlichen (veganen) Ernährung von Babys und Kindern. Der Verzicht auf tierische Lebensmittel, auf reichlich Milch, Milchprodukte und Käse, dazu ab und zu ein Ei, führt zu einer Mangelernährung, die schwerwiegende Entwicklungsschäden hervorrufen kann.

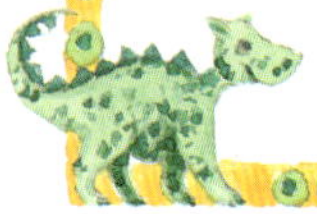

Die Kombination von Eisen- und Vitamin-C-reichen Lebensmitteln steigert die Eisenaufnahme

Eisenreich

Karotten, Kartoffeln, Hafer, Roggen, Brokkoli, Zucchini, Fenchel, Spargel, Aprikosen, getrocknete Früchte

Spinat ist nicht eisenreicher als Karotten. Sein Ruf als sensationeller Eisenspender beruht auf einem Tippfehler.

Vitamin-C-reich

Orangen, Aprikosen, Beeren, Kiwi, Paprika, Blumenkohl, Brokkoli, Kraut, Kartoffeln

als Nachtisch frisch geriebener Apfel oder Aprikosenpüree. Fleisch ist nicht unbedingt notwendig, um die Eisenversorgung zu sichern. Wenn Sie sich jedoch unsicher fühlen, mischen Sie zweimal die Woche 30 g fein püriertes, gekochtes Fleisch unter den Gemüse-Kartoffel-Brei. Das Fleisch sollte aber angesichts von BSE, Hormonen und Antibiotika in der Massentierhaltung aus ökologischer Landwirtschaft stammen.

ZUCKER – BITTER FÜR DIE GESUNDHEIT

Obwohl die erste Geschmacksrichtung, die Ihr Kind mit der Muttermilch eingesogen hat, süß war, muß das Essen jetzt nicht immer süßer werden. Ihr Baby wird durchaus zufrieden sein, wenn es natürlich süße Obstpürees, Getreide-Vollmilch-Brei mit Obst oder milden Karotten-Kartoffel-Brei bekommt. Die zu frühe Bekanntschaft mit Zucker fixiert Ihr Kind einseitig auf das Nur-Süße und verhindert Eßerfahrungen mit natürlich süßen und damit gesünderen Gerichten.

Solange Ihr Kind keinen Zucker kennt, und das haben Sie bis zu einem gewissen Alter wirklich in der Hand, will es auch keinen. Ein Baby weiß nicht, daß es Schokolade gibt, also wird es diese auch nicht vermissen. Bitten Sie Verwandte und Freunde, Ihr Kind mit süßen Mitbringseln zu verschonen. Damit stoßen Sie vielleicht ab und zu auf Verwunderung bis Empörung. Aber lieber eine Tante brüskiert, als nagende Karies an Kinderzähnchen.

Zucker bringt nur leere Kalorien in das Essen, macht Ihr Kind satt, ohne es mit Vitaminen und Mineralstoffen zu versorgen. Im Gegenteil: Zucker ist ein Vitamin-Schmarotzer: Zukker benötigt zu seiner Verdauung das wichtige Vitamin B, das er selbst jedoch nicht mitbringt.

Also wird für den Zuckerabbau das lebensnotwendige Vitamin B aus Nahrungsmitteln wie Vollkornbrot, Kartoffeln und Hülsenfrüchten verbraucht. Ihr Kind geht bei dieser Vitaminverschwendung leer aus. Brauner Zucker, obwohl er so gesund und naturbelassen aussieht, ist auch nicht besser. Er enthält nur un-

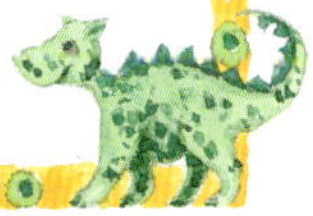

bedeutende Mengen an Vitaminen und Mineralstoffen, bei weitem nicht genug für seine Verdauung.

Zucker macht aus weißen Zähnchen schwarze Stummel, und so süß er auch schmeckt, so bitter ist das Übergewicht, das er fördert – einschließlich der gesundheitlichen Folgen. Selbst Honig sollte im ersten Jahr gemieden werden. Die im Honig enthaltenen Eiweißstoffe sind ein Risikofaktor für Allergien, und Honig kann, wie auch Apfel- und Birnendicksäfte, Karies verursachen.

KEIN LÖFFELCHEN FÜR MAMA

Schon in der frühesten Kindheit werden die Weichen gestellt für lebenslanges Eßverhalten. Respektieren Sie von Anfang an die Eßbedürfnisse Ihres Kindes. Lassen Sie Ihr Kind essen, wenn es Hunger hat und was ihm schmeckt. Zwang, und wird er noch so liebevoll ausgeübt, bleibt Zwang.

Stellen Sie sich vor, Sie sind vollkommen satt, aber jemand schiebt Ihnen ständig einen vollen Löffel in den Mund und flötet dabei: »Ein Löffelchen für die Mama, ein Löffelchen für den Papa.« Zum Schluß schlucken Sie widerwillig alles runter, nur um endlich Ruhe zu haben, um Mama und Papa einen Gefallen zu tun, denn Sie haben die zwei ja lieb – noch. Klar, daß Sie dick werden, wenn Sie sich an das Essen mit vollem Bauch gewöhnen. Oder Sie mögen ein Gericht überhaupt nicht, finden es geradezu widerlich, doch jemand schmiert Ihnen diese Speise ständig auf die Lippen und lächelt dabei aufmunternd. Lassen Sie sich die Torturen aber nicht gefallen und machen Rabatz, sind Sie verwöhnt und schwierig. Fazit: Sie haben keine Chance, was Sie auch tun, es ist falsch. Lustvoll essen, zufrieden satt sein – nie davon gehört!

Wenn die Eltern es zulassen, haben Babys und Kleinkinder ein unmittelbares Verhältnis zum Essen, das geregelt wird vom Hunger, ihrer individuellen Geschmackspräferenz und einem natürlichen Sättigungsgefühl. Bewahren Sie Ihrem Kind diesen wunderbaren Zustand so lange wie möglich. Noch ist es unbeeinflußt von seiner Umwelt, von Verwandten, Freunden und Werbung, glaubt nicht, daß man größer, stärker und schöner wird, wenn man ein bestimmtes Produkt verspeist.

Vorsicht vor dem beliebten Wettbewerb »Aber mein Kind ißt schon...«. Es ist weder erstrebenswert noch Zeichen für eine besonders rasche und gelungene Entwicklung, wenn Babys am Pistazieneis lutschen, mit Wiener Würstchen gefüttert oder mit Sahnetorte vollgestopft werden. Es zeigt nur, daß Erwachsene nicht bereit sind, die Essenserfordernisse kleiner Menschen zu berücksichtigen, nicht in der Lage sind, über ihren eigenen fettigen Tellerrand zu blicken. Nach dem fürsorglichen Motto »Warum soll mein Kind gesünder essen als ich?«

Übertragen Sie auch nicht unsere erwachsenen Vorstellungen von einem abwechslungsreichen Essen auf Ihr Kind. Babys sind an Abwechslung nicht besonders interessiert, obwohl die Hersteller von Babykost dies dringend vermitteln wollen. Babys verspeisen gerne ein Essen, das sie kennen und das ihnen schmeckt. Und je öfter sie es essen, um so lieber mögen sie es. Dieses Wiedererkennen gibt Sicherheit und vermittelt die Gewißheit, daß Gutes sich wiederholt.

Kinder, die von Anfang an selbstbestimmt essen lernen, sind als Erwachsene schlanker, gesünder, dazu weniger gefährdet, mehr zu verzehren, als sie brauchen, und Essen als Ersatz für Zuneigung oder als Trost bei Seelenpein zu benutzen.

SCHMECKEN LERNEN

In der feinen Babyküche gibt es nur den unverfälschten Geschmack der einzelnen Nahrungsmittel, ungestört durch Zucker, Salz oder sonstige Zusätze. Einem abgehärteten, erwachsenen Gaumen, der schon viel runterschlucken mußte, mag das langweilig vorkommen, aber Ihrem Kind gibt dieses reine Essen die Chance, ein differenziertes Schmecken zu entwickeln, und es kann seine persönlichen Vorlieben und Abneigungen ausbilden.

Der Gedanke ist zum Magenumdrehen: Das erste Essen, mit dem unschuldige Kindergeschmacksnerven konfrontiert, ja überfallen werden – industriell hergestellte Gläschenkost. Konserviert, meist zu süß, zu salzig, zum Teil mit Zusätzen. Bereits mit der Gläschenkost beginnt so die Gewöhnung an genormte, überwürzte Mahlzeiten vom Fließband, wird der zukünftige Konsument herangezogen, dem ohne Geschmacksverstärker alles fad ist, der sich mit Nudelgerichten aus dem Päckchen, Cremespeisen aus dem Plastikbecher und Limonade aus der Retorte abfüttern läßt. Fix und fertig ist und macht diese Verköstigung.

Ermöglichen Sie Ihrem Kind die Erfahrung von frisch zubereitetem Essen aus frischen Zutaten. Denn das Schmeckenlernen ist eine wesentliche Voraussetzung für gesunde Ernährungsgewohnheiten.

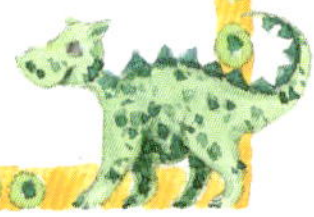

ERSTE BEIKOST, BLITZSCHNELL ZUBEREITET

Karottenbrei mit etwas Butter und frisch gepreßtem Orangensaft: Selbstgekocht schmeckt die erste Mahlzeit Ihres Kindes ausgezeichnet. Das süße Karottenaroma harmoniert mit der leichten Säure der Orangen, Butter macht die Speise cremig rund. Ist das Rezept auch noch so einfach und die Portion winzig klein, nehmen Sie diese ersten Löffelchen ernst, damit Ihr Kind genußvoll das gesunde Essen lernt.

Mit frisch gemahlenem Hafer oder Weizen zubereitet, wird auch der Getreide-Vollmilch- oder Getreide-Obst-Brei zu einer angenehmen Speise, die mit unappetitlich pappigem, übersüßem Fertigbrei nichts gemeinsam hat. Der volle nussige Geschmack von frisch gemahlenem Getreide ergänzt sich mit der natürlichen Süße von Milch und reifem Obst. Ihr Kind wird diesen schnell und einfach zubereiteten Brei auch noch im zweiten Lebensjahr zum Frühstück schätzen.

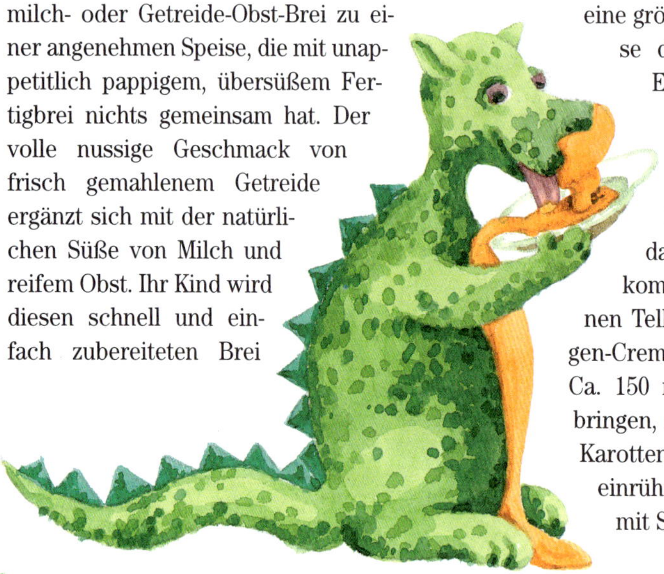

Die Monatsangaben beziehen sich auf den frühesten Zeitpunkt, zu dem ein Gericht gegessen werden kann. Wenn Sie Ihr Kind ein halbes Jahr voll stillen, verschiebt sich das Ernährungsprogramm auf etwas später.

Verwenden Sie für die Beikost nur einwandfreies, gut gewaschenes und geputztes Obst und Gemüse aus ökologischer Landwirtschaft.

Die Mengenangaben beziehen sich auf eine Portion. Sie können vom Gemüsebrei auch eine größere Menge zubereiten und diese dann portionsweise einfrieren. Einmal aufgetauten Brei nicht wieder einfrieren und Reste für Babys nicht wieder aufwärmen.

Bleibt der erste Brei übrig, und das wird am Anfang öfters vorkommen, können Sie sich selbst einen Teller blitzschnelle Karotten-Orangen-Cremesuppe zubereiten:

Ca. 150 ml Gemüsebrühe zum Kochen bringen, mit Muskat und Pfeffer würzen, Karottenpüree und etwas Crème fraîche einrühren, sofort vom Feuer nehmen, mit Schnittlauch garnieren.

AB DEM FÜNFTEN MONAT

Karottenbrei

75 ml Wasser
100 g Karotten, 1 cm dünne Scheiben
abwechselnd 10 g Butter oder Keimöl (nicht kaltgepreßt)
30 g Orangensaft, frisch gepreßt

Wasser in einem kleinen Topf mit dickem Boden und gut schließendem Deckel zum Kochen bringen, Karotten dazugeben, zugedeckt 10–12 Minuten bei milder Hitze dünsten (das Wasser wird fast verkocht sein). Karotten, Kochwasser, Butter und Orangensaft mit dem Mixstab fein pürieren.

Karottenbrei aus dem Dampf

So schmeckt der erste Karottenbrei köstlich. Gemüse aus dem Dampf hat ein volles Aroma. Am besten geeignet für diese schonende Garmethode ist ein preisgünstiger Siebeinsatz aus Metall, der sich fächerförmig jeder Topfgröße anpaßt.

100 g Karotten, 1/2 cm dicke Scheiben
abwechselnd 10 g Butter oder Keimöl (nicht kaltgepreßt)
30 g Orangensaft, frisch gepreßt

In einem Topf mit gut schließendem Deckel etwas Wasser zum Kochen bringen (das Wasser soll ca. 1 cm hoch im Topf stehen). Karotten in einen Dampfeinsatz aus Metall geben, Einsatz in kochendes Wasser stellen, das Wasser darf den Boden des Einsatzes nicht erreichen. Karotten zugedeckt 8–10 Minuten im Dampf garen. Karotten, Butter und Orangensaft mit dem Mixstab fein pürieren.

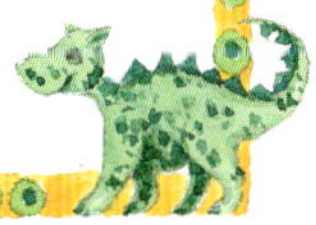

Karotten-Kartoffel-Brei Variante 1

100 ml Wasser
100 g Karotten, 1 cm dünne Scheiben
50 g Kartoffeln, 1 cm dünne Scheiben
abwechselnd 10 g Butter oder Keimöl (nicht kaltgepreßt)
30 g Orangensaft, frisch gepreßt

Wasser in einem kleinen Topf mit dickem Boden und gut schließendem Deckel zum Kochen bringen. Karotten und Kartoffeln hinzufügen. Das Gemüse zugedeckt 10–12 Minuten bei milder Hitze dünsten (die Kartoffeln sollen ganz weich, das Wasser wird fast verkocht sein). Gemüse, Kochwasser, Butter und Orangensaft mit dem Mixstab fein pürieren.

Karotten-Kartoffel-Brei Variante 2

Die geschmackvollere Art: Die Kartoffel wird in der Schale gekocht, die Karotten werden gedämpft.

1 kleine Kartoffel
1 Karottenbrei aus dem Dampf (Seite 29)

Kartoffel in der Schale kochen (geht am schnellsten im Druckkochtopf). Kartoffel schälen. 50 g abwiegen, mit Karotten, Butter und Orangensaft fein pürieren.

Geriebener Apfel

$^1/_2$ nicht zu säuerlicher, reifer Apfel, geschält

Apfel auf einer Glasreibe erst unmittelbar vor dem Essen reiben.

Bananenbrei

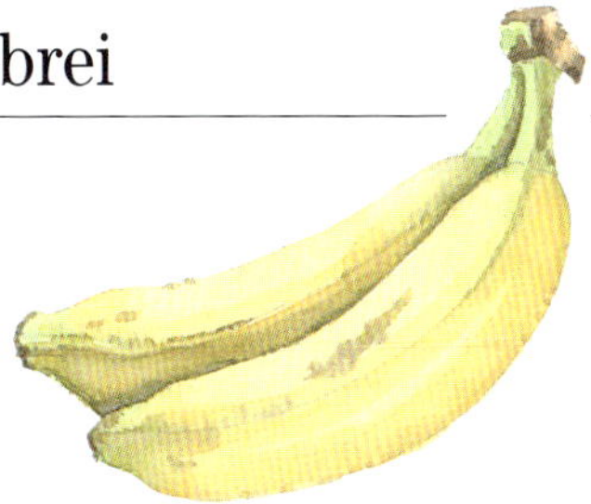

$^1/_4$ reife Banane

Banane erst unmittelbar vor dem Essen mit der Gabel fein zerdrücken.

Apfelschaum mit Orangensaft

Statt Äpfel schmecken auch Birnen.

$^1/_2$ nicht zu säuerlicher Apfel, 2 Schnitze
1 TL Orangensaft

Apfel in einem Siebeinsatz zugedeckt über Wasserdampf 6 Minuten garen. Apfel mit der Gabel fein zerdrücken und mit Orangensaft vermischen.

Aprikosenmus

Schmeckt auch mit reifen, saftigen Pfirsichen

100 g Aprikosen
2 TL Orangensaft

Aprikosen kurz in kochendes Wasser geben, abziehen, entkernen und in Stücke schneiden. Aprikosen und Orangensaft mit dem Mixstab fein pürieren, eventuell durch ein Sieb streichen.

AB DEM SECHSTEN MONAT

Kartoffel-Karotten-Brei mit Haferflocken

Karotten-Kartoffel-Brei Variante 1 (Seite 30)
10 g feine Haferflocken

Karotten-Kartoffel-Brei nach Rezept zubereiten, Haferflocken und 2 EL Wasser mitkochen.

Getreide-Vollmilch-Brei mit Saft

Am besten frisch geschrotetes Getreide verwenden.

20 g Getreide (Hafer oder Weizen), sehr fein geschrotet, feine Getreideflocken oder feiner Vollkorngrieß
200 ml pasteurisierte Vollmilch
30 g Orangensaft, frisch gepreßt

In einem kleinen Topf mit dickem Boden Getreide und Milch mit dem Schneebesen verrühren, zum Kochen bringen. Ca. 5 Minuten auf kleiner Flamme köcheln. Vom Herd nehmen und Orangensaft unterrühren.

Getreide-Vollmilch-Brei mit Obst

Zubereitung wie Getreide-Vollmilch-Brei mit Saft. Statt Saft rührt man geriebenen Apfel, zerdrückte Bananen, Aprikosen- oder Pfirsichmus darunter.

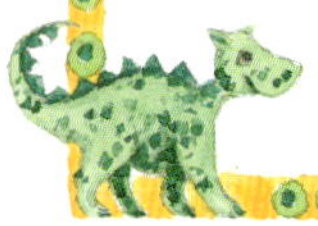

AB DEM SIEBTEN MONAT

Getreide-Obst-Brei

20 g Getreide (Hafer, Weizen, Gerste, Reis), fein geschrotet
200 ml Wasser
5 g Butter
100 g Obstpüree (geriebener Apfel, Birne, Aprikosen- oder Pfirsichmus)

In einem kleinen Topf mit dickem Boden Getreide und Wasser mit dem Schneebesen verrühren. Zum Kochen bringen, bei kleiner Flamme 5 Minuten köcheln. Wenn der Brei zu flüssig ist, noch 2 Minuten köcheln. Vom Herd nehmen und mit Butter und Obstpüree vermischen.

Karotten-Kartoffel-Brei mit Eigelb

Karotten-Kartoffel-Brei Variante 1 oder 2 (Seite 30)
1 hartgekochtes Eigelb

Eigelb mit der Gabel fein zerdrücken und unter den Brei mischen.

Gemüse-Kartoffel-Brei

Die Zubereitung erfolgt nach dem Grundrezept Karotten-Kartoffel-Brei (Variante 1 oder 2), statt Karotten wird jetzt ein anderes Gemüse mit den Kartoffeln vermischt: Blumenkohl, Brokkoli, Kohlrabi, Kürbis, Fenchel (Fenchel muß wegen seiner faserigen Struktur nach dem Kochen durch ein Sieb gestrichen werden).

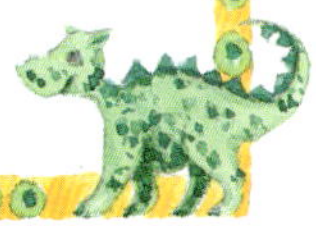

AB DEM NEUNTEN MONAT

Zu den bekannten Gerichten, die weniger fein püriert werden, gibt es zur Abwechslung auch gut zerkleinertes, rohes Gemüse.

Erste Gemüserohkost

Rohkost erst unmittelbar vor dem Essen zubereiten, der Sauerstoff zerstört sonst die Vitamine.

150 g Karotten, fein gerieben
50 g Apfel, fein gerieben
5 g (1 TL) Keimöl

Karotten und Apfel mit dem Mixstab fein pürieren und mit Öl vermischen.

AB DEM ZEHNTEN MONAT

Nach wie vor gibt es die bewährten Breie, aber jetzt kann Ihr Kind langsam die Gerichte für Kleinkinder mitessen. Im ersten Jahr allerdings noch ohne Salz. Das macht keine zusätzliche Arbeit, nehmen Sie einfach vor dem Salzen eine kleine Portion aus dem Topf.
Ihr Kind wird selbständig und will zugreifen. Darum beginnt nun die Zeit der Vollkornbrötchen, zuerst nur mit etwas Butter bestrichen, in feine Streifen geschnitten, bald aber mit Käse oder einem leckeren Aufstrich belegt. Auch Obstschnitze und fein geschnittenes, rohes Gemüse sorgen dafür, daß die neuen Zähnchen Arbeit bekommen.

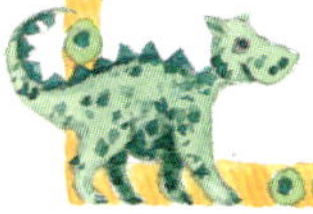

JETZT GEHT'S LOS - DAS SCHMECKT KLEINKINDERN SAMT FAMILIE

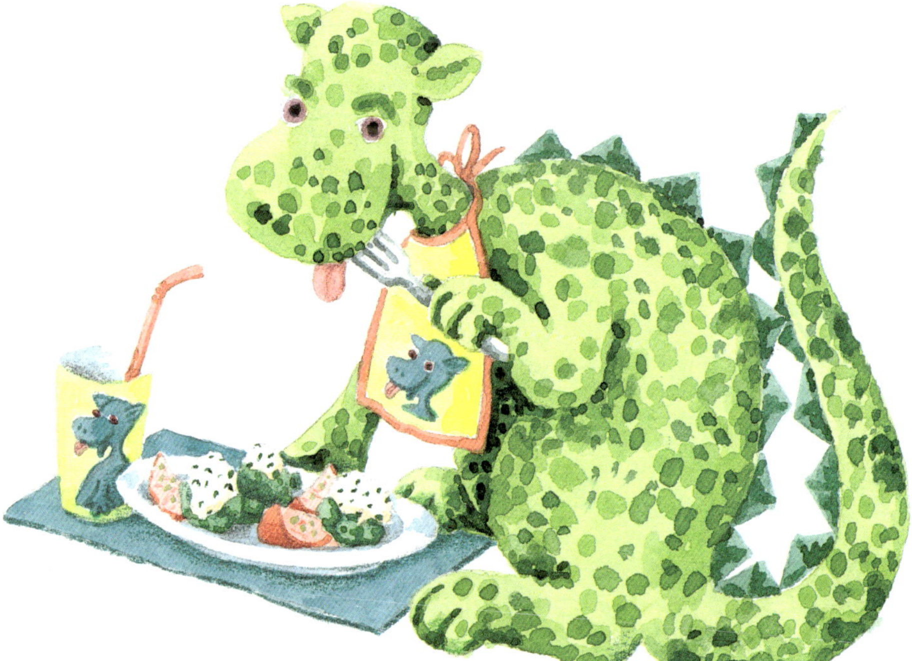

GESUNDE KÜCHE FÜR DIE GANZE FAMILIE

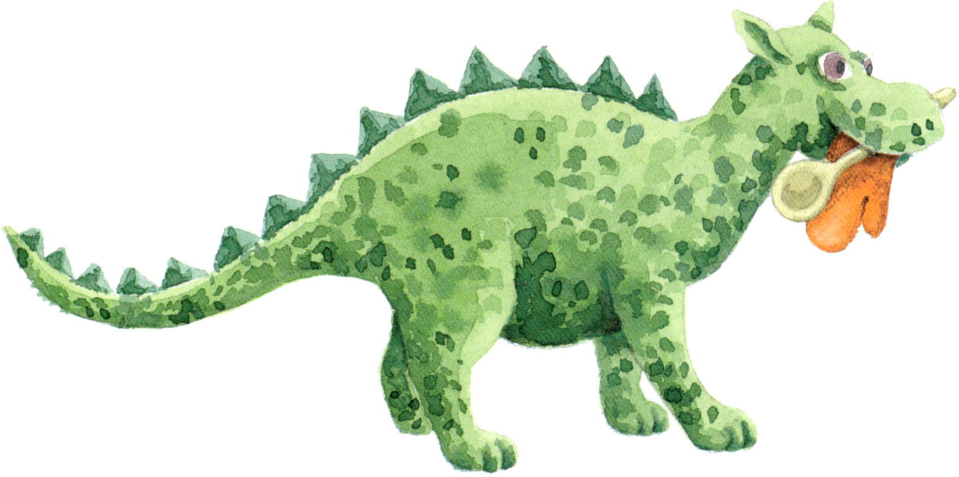

Essen wie die Großen«, diesen Wunsch äußern Kinder im zweiten Lebensjahr auch ohne Worte deutlich. Neugier und das Streben nach Selbständigkeit – wer will sich schon dauernd füttern lassen – stehen im Einklang mit der körperlichen Entwicklung. Ab dem ersten Geburtstag kann Ihr Kind bei einem vollwertigen Essen zugreifen.

Eine gesunde Ernährung, die den Erfordernissen des kindlichen Organismus entspricht und langfristig vor Krankheiten schützt, muß überwiegend komplexe Kohlenhydrate enthalten, nicht zu viel Fett und die richtige Menge Eiweiß, dazu üppig Vitamine und Mineralstoffe. Dieser Forderung entspricht eine Ernährung, die zu ca. 55 Prozent aus pflanzlichen Lebensmitteln besteht, aus Obst und Gemüse, Getreide, Vollkornprodukten, Kartoffeln und Hülsenfrüchten, die aber auch reichlich Milch, Milchprodukte und wenig Eier beinhaltet.

Ab jetzt kann für alle gemeinsam gekocht werden. Frische Kräuter und aromatische Gewürze machen schon Kleinkindern das Essen schmackhaft. Bei Salz, Pfeffer und Chili ist

Zurückhaltung angesagt. Schmecken Sie das Essen erst endgültig ab, wenn Ihr Kind seine Portion schon hat.

GESUND ESSEN LERNEN

Gesunde Ernährungsgewohnheiten fallen nicht vom Himmel, gesund essen will gelernt sein. Wenn Kleinkinder die freie Wahl haben, stellen sie sich aus gesunden Speisen und Getränken ein vollwertiges Menü zusammen, das sie mit allen Nährstoffen versorgt. So das erstaunliche Ergebnis einer amerikanischen Studie. Aber dieser unschuldige Zustand ist von kurzer Dauer. Sobald Kinder ihre Umwelt bewußter wahrnehmen, verbinden sie mit dem Essen mehr als die angenehme Befriedigung ihres Hungers. Essen wird, wie bei den Erwachsenen, Mittel zum Zweck. Essen, um super zu sein, dazuzugehören, den Eltern eins auszuwischen. Verstärkt wird dies durch »kindgerechte« Werbung für zu süße und zu fette Produkte und die allgegenwärtigen Fastfood-Tempel mit ihren geringelten Clowns.

Stellt sich die sorgenvolle Frage: Haben Eltern überhaupt eine Chance, daß aus gesund ernährten Babys gesund essende Kinder werden? Die Antwort ist klar und deutlich ja – und es ist weniger anstrengend als Sie denken. Wenn Sie, und das klingt auf den ersten Blick wie ein Widerspruch, die gesunde Ernährung ernst nehmen und trotzdem im täglichen Leben entspannt damit umgehen.

ELTERN, VORBILDLICHE ESSER

Obwohl der Einfluß der Eltern im Lauf der Zeit nachläßt, zwischendurch heftig bekämpft wird – das Essen zu Hause prägt die Ernährungsgewohnheiten Ihres Kindes ein Leben lang. Wenn Sie selbst mit Freude und Lust gesund essen, legen Sie den Grundstein für das gesunde Eßverhalten Ihres Kindes. Oder anders ausgedrückt: Wenn Eltern sich schlecht ernähren, kann sich ein Kind nur sehr schwer zum gesunden Feinschmecker entwickeln.

STRESS VERMEIDEN

Im Rahmen einer vollwertigen Ernährung, bei der täglich frisches Gemüse, Obst, Vollkornprodukte, Kartoffeln oder Hülsenfrüchte und Milchprodukte auf dem Speiseplan stehen, können Sie den individuellen Vorlieben und Abneigungen Ihres Kindes gelassen begegnen. In der »Nudeln-mit-roter-Sauce-Periode« gibt es Vollkornnudeln, Käse extra und dazu fein geschnittene Gurken- und Karottenstreifen. Fehlt der rechte Appetit zum Mittagessen, das soll bei Erwachsenen auch vorkommen, findet am Nachmittag ein herzhaftes Brötchen mit Apfel Zuspruch. Überhaupt keine Lust auf gekochte Gemüsegerichte? Dann schmecken feine Gemüsecremesuppen und knackige, rohe Gemüsestäbchen mit leckeren Dips. Gehen Sie auf die Wünsche Ihres Kindes ein, aber

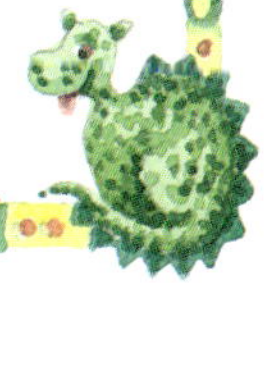

übertreiben Sie nicht. Sie müssen nicht endlos die verschiedensten Speisen anbieten, wenn Sie wissen, daß ein Gericht Ihrem Kind schmeckt.
Ihr Kind wird mehr oder weniger, wahrscheinlich auch einmal gar nichts essen. Es ist ja kein Auto, das auf 100 km 8 Liter braucht. Zwingen Sie Ihr Kind nicht zum Aufessen, auch nicht durch freundliches Überreden. Sie zerstören damit seinen natürlichen Sättigungsmechanismus, der vor dem Überessen und damit vor dem Übergewicht schützt.
Streßreduzierung beginnt im Supermarkt: Was nicht im Haus ist, kann nicht verspeist werden. Kaufen Sie darum keine Schnick-Schnack-Goodies. Keine Kartoffelchips in Geisterform, Puddingdesserts, Limonade, Schokocremes. Sprechen Sie aber kein generelles Verbot aus. Gibt es bei einem Freund die Knuspermonster, ist das auch kein Problem. Ein Kind kann akzeptieren, daß jede Familie ihre Eigenarten hat.

SAG NIEMALS NIE

Strenge Verbote sind nicht geeignet, die Lust auf gesundes Essen zu wecken. »Weißbrot ist schlecht für dich«, spätestens im Kindergartenalter wird gegen dieses Müsli-Dasein rebelliert und »dunkles« Brot heftig zurückgewiesen. Ist aber ohne viel Aufhebens klar, daß es zu Hause im Normalfall Vollkornbrot gibt, bricht die gesunde Ernährung nicht zusammen, wenn ab und zu weiße Brötchen auf den Tisch kommen – und die schmecken dann köstlich.
Selbst Vegetarier-Eltern können Kinder mit Appetit auf Fleisch haben. Auch hier gilt: Kein Dogmatismus, sonst wird Fleisch zum erstrebenswertesten Essen der Welt. Will Ihr Kind Würstchen, werden diese ab und zu serviert, mit Senf und ohne anklagende Miene. So bleibt das Würstchen ein Würstchen und wird nicht zum Triumph über elterliche Autorität. Sorgen Sie aber dafür, daß die Würstchen aus ökologischer Landwirtschaft stammen.

Extra gut für Zwerge?

Lassen Sie sich nicht von der Werbung verunsichern, die geschickt suggerieren will, daß verantwortungsbewußte Eltern spezielle Kinderprodukte kaufen. Analysen dieser Produkte haben ergeben, daß sie extrem viel Zucker, viel Fett, chemische Zusatzstoffe und viel Salz enthalten. Dazu sind sie unausgewogen, was ihren Gehalt an Vitaminen und Mineralstoffen betrifft. Kindermilchprodukte liefern z. B. weniger Kalzium als selbstgemachter Fruchtjoghurt. Anderen Kinderköstlichkeiten werden im wahrsten Sinn des Wortes »ungeheure« Mengen an Vitaminen zugesetzt, so daß eine Mini-Portion bereits den Tagesbedarf doppelt und dreifach deckt.

MIXGETRÄNKE

Kinder haben immer einen Riesendurst, und das ist gut so. Denn Kinder müssen viel trinken, von einem bis zu vier Jahren etwa einen Liter Flüssigkeit pro Tag. Wichtigster Durstlöscher bleibt nach wie vor (Mineral-)Wasser, aber auch stark verdünnte, naturreine Fruchtsäfte und ungesüßte Tees sind empfehlenswert.
Für besondere Gelegenheiten kommen aus der häuslichen Saftbar erfrischende Schlückchen: Milchprodukte, Früchte, Wasser, ab und zu ein Teelöffelchen Honig, mehr ist nicht drin in diesen naturreinen Drinks, die aus dem Mixer direkt ins Glas schäumen.
Joghurt mit seinem prickelnden, leicht säuerlichen Geschmack ist die ideale Basis für Getränke. Selbst Kinder, die sich für Milch nicht so richtig begeistern können, lassen sich bei Joghurt-Frucht-Drinks nicht zweimal bitten – und stärken mit jedem Schluck Joghurtmix ihre Abwehrkräfte. Denn Joghurt enthält gesundheitsfördernde Milchsäurebakterien, die bei regelmäßigem Konsum auch nachweislich gegen Krebs schützen. Wer bereits als Kind das Joghurt-Essen lernt, und mit diesen Getränken wird das Lernen zum Genuß, wird auch später nicht auf die weiße, kühle Wohltat verzichten wollen.
Allerdings üben nur lebende Milchsäurebakterien eine die Abwehrkräfte steigernde Wirkung aus. Kaufen Sie darum nicht hitzebehandelten Joghurt, oder brauen Sie ihn in einer Joghurette selbst. Das ist kein großer Aufwand, und hausgemachter Joghurt schmeckt noch besser.

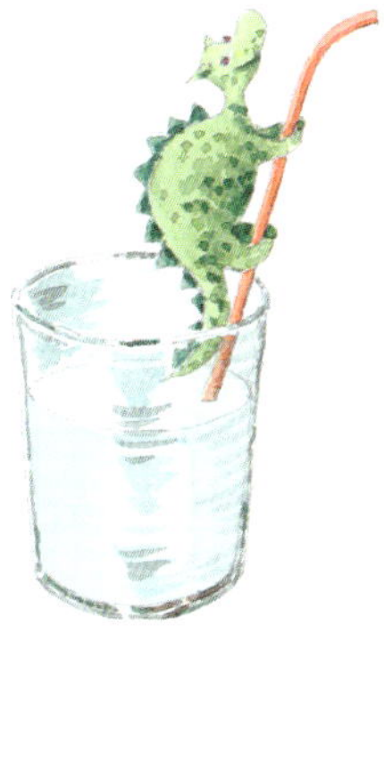

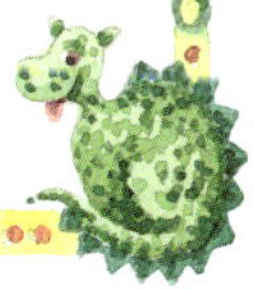

Sauermilch-Drink

Das löscht den größten Durst.

Für 1 Person
100 ml Sauermilch
100 ml Wasser

Sauermilch und Wasser mit dem Schneebesen gut verrühren.

Mandarinen-Joghurt-Drink

Löscht Drachendurst. Jahrelang kindererprobt und besser als im schnellsten Fastfood-Restaurant. Schmeckt auch mit frisch gepreßtem Orangensaft vorzüglich.

Für 3 Gläser
250 g Joghurt
Saft von 5 Mandarinen
250 ml Wasser
1–2 TL Honig

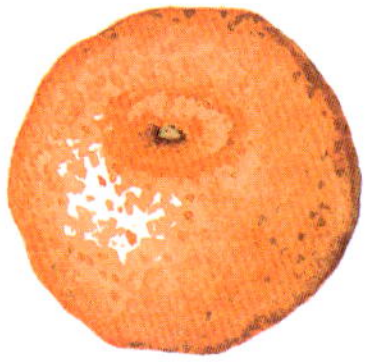

Alle Zutaten im Mixer auf höchster Stufe vermischen.

Bananen-Mandel-Milch

Kein Getränk, sondern eine nahrhafte, flüssige Zwischenmahlzeit, wenn einmal die rechte Lust zum Kauen fehlt.

Für 2 Gläser
1 Banane
$^1/_2$ EL Mandelmus
250 ml kalte Milch

Alle Zutaten im Mixer oder mit dem Mixstab auf höchster Stufe vermischen.

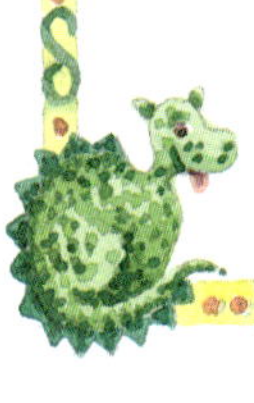

Gurken-Joghurt-Drink

Ein heißer Sommertag, beim Herumtollen fließt der Schweiß in Strömen, da erfrischt ein Gurken-Joghurt-Drink. Paßt auch zu Nudelgerichten, Pizza und Indianerbrot.

Für 2 Gläser
200 g Joghurt
200 ml Wasser
1/2 Gurke, Stücke
2 Blättchen frische Minze, fein gehackt
1 Prise Salz

Joghurt, Wasser und Gurke im Mixer oder mit dem Mixstab pürieren, durch ein Sieb streichen, mit Minze und einer Prise Salz abschmecken.

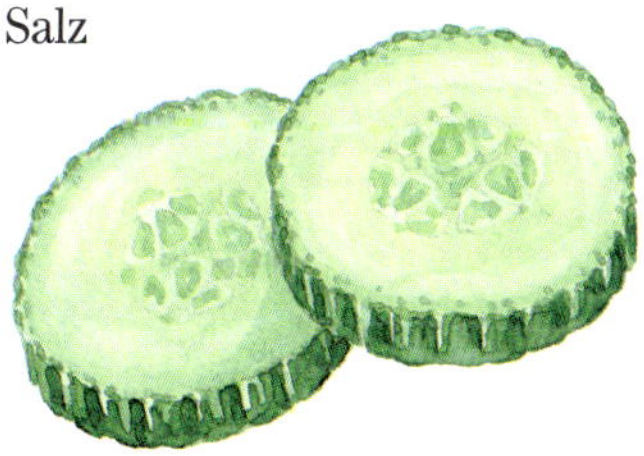

Pfirsich-Melonen-Saft

Die Pfirsiche sind reif, die Melonen purzeln von den Marktständen – die richtige Zeit für diesen Drink!

Für 3 Gläser
200 g Pfirsiche, kleine Stücke
200 g Zuckermelone, kleine Stücke
Saft von 3 Orangen

Alle Zutaten im Mixer oder mit dem Mixstab pürieren und durch ein Sieb streichen.

Ananassaft

Halten Sie größere Mengen dieses Getränks bereit, denn jeder, der »nur zum Probieren« nippt, will ein ganzes Glas davon.

Für 3 Gläser
200 g Ananas, Stücke
150 ml Wasser
2 TL Honig
Saft von 3 Orangen
2 TL Zitronensaft

Ananas mit Wasser und Honig im Mixer fein pürieren. Durch ein Sieb streichen, mit Orangen- und Zitronensaft vermischen.

Erdbeer-Ananas-Bowle

Für Feste und Gäste. Zum Herauspicksen der Erdbeerstückchen bunte Bowlen-Spießchen in die Gläser geben. Besonders gefragt sind kleine Spieße, die mit Tieren und Früchten verziert sind.

Für 4 Gläser
200 g Erdbeeren, geviertelt
Rezept Ananassaft
(Rezept oben)

Erdbeeren in den Ananas-Drink rühren und die Bowle in einer Glasschüssel servieren.

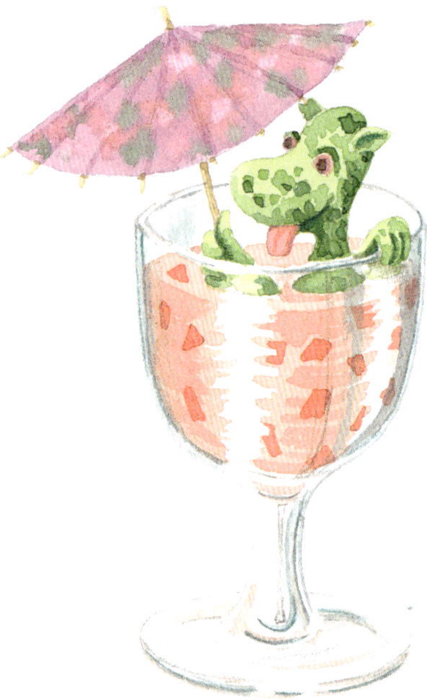

Mango-Shake

Die Mango muß reif sein, nur so kann sich ihr rundes, sanftes Aroma entfalten.

Für 3 Gläser
1 reife Mango, Stücke
200 g Joghurt
200 ml Wasser
Saft von 3 Orangen
2 TL Honig

Alle Zutaten im Mixer oder mit dem Mixstab auf höchster Stufe pürieren.

Vitamintee

Für den Winter, wenn Schnupfen droht und viel Vitamin C gefragt ist. Das Wasser für den Tee darf nur heiß sein, damit alle Vitamine erhalten bleiben.

Für 2 Gläser
Saft von 3 Orangen
Saft von 3 Mandarinen
200 ml heißes Wasser
1 EL Honig

Fruchtsaft mit heißem Wasser und Honig vermischen und gleich trinken.

Erdbeer-Joghurt-Mix

Getränke, die leicht die Kehle runtergluckern, schmecken besser. Darum wird in den Erdbeer-Joghurt-Mix etwas kaltes Wasser gerührt.

2 Gläser
100 g Erdbeeren
100 g Joghurt
150 ml kaltes Wasser
1 TL Honig

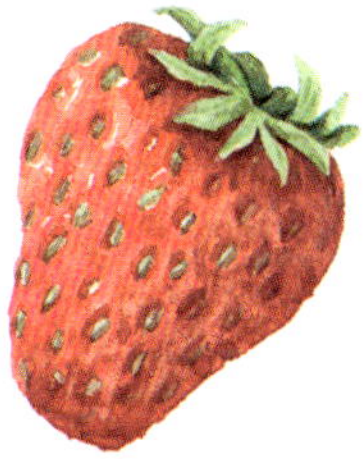

Alle Zutaten im Mixer oder mit dem Mixstab pürieren.
Den Drink durch ein Sieb streichen.

FRÜHSTÜCK

Für einen starken Start in den Tag brauchen Kinder in der Frühe etwas Ordentliches zwischen die Milchzähnchen. Idealerweise sollten (nicht nur) Kinder mit den zwei ersten Mahlzeiten, Frühstück und Morgen-Snack, ein Drittel der Gesamtkalorien des Tages verzehren. Damit dies klappt und Ihr Kind schon morgens mit Appetit ißt, können Sie auch unkonventionelle Frühstückswege beschreiten. Wer sagt, daß ein gesundes Frühstück kalt und überwiegend süß sein muß, aus Müsli und Vollkornbrot mit Honig, Marmelade oder Käse besteht?

Erstaunlich viele Kinder mögen zum Tagesbeginn ein deftiges, warmes Essen, wie es auch in anderen Eßkulturen von Asien bis Amerika üblich ist. Mein Sohn, als Kleinkind durchaus wählerisch, bevorzugte Herzhaftes am Morgen: gebratene Nudeln mit Käse, gebratenen Reis mit Tofu, Pfannkuchen, aber auch Porridge und Gritz. Sein absolutes Lieblingsfrühstück für besondere Gelegenheiten: gefülltes Indianerbrot mit Bohnen. Wenn Ihr Kind diese kräftigen Vorlieben hat, sollten Sie seine beispielhafte Eßgewohnheit unterstützen. Auch im Hinblick auf die Schulzeit, denn Kinder, die in Ruhe ausgiebig gefrühstückt und damit genügend Energie getankt haben, sind leistungsfähiger und können sich besser konzentrieren.

Keine Angst, Sie müssen nicht bereits im Morgengrauen ein volles Kochprogramm absolvieren. Achten Sie darauf, daß vom Vortag noch Nudeln oder Reis da sind, etwas Gemüse ist dann schnell kleingeschnitten. Auch Pfannkuchenteig hält sich im Kühlschrank über Nacht. Diese ganze Frühstücksaktion kostet letztlich weniger Nerven, als ständig ein nörgelndes Kind zu einem unpopulären Frühstück zu drängen. Wagen Sie den Versuch, anregende Frühstücksrezepte finden Sie in jedem Kapitel. Wie wär's mit einem farbenfrohen Frühlingsbrot. Dazu gibt's feine Obstschnitze oder Gemüsestreifen.

Milch statt Kakao, heißt die Lösung für das Frühstücksgetränk. Denn Kakao ist fett, zuckersüß und verdirbt den Appetit. Mag Ihr Kind keine Milch, mixen Sie ein Joghurtgetränk. Gibt es ein sehr deftiges Frühstück, zum Beispiel gebratene Nudeln mit Käse, paßt auch frisch gepreßter Orangensaft.

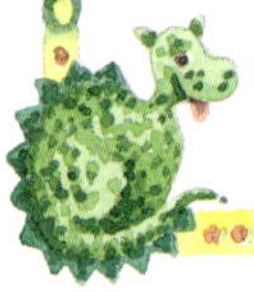

Porridge

Mit Hafer geht's energiegeladen in den neuen Tag. Auch für Mütter und Väter geeignet.

Für 1 Person
100 ml Wasser
200 ml Milch
2 EL Haferschrot

Wasser und 100 ml Milch zum Kochen bringen. Haferschrot einrühren und zugedeckt 10–15 Minuten köcheln, ab und zu umrühren. Porridge vom Herd nehmen, in einen tiefen Teller geben, mit der restlichen Milch umgießen.
Statt Milch kann man Orangensaft, geriebenen Apfel oder geriebene Karotte zum Porridge geben.

Arme Ritter

Wer sich den Morgen versüßen will, bestreicht die knusprig gebratenen Brote mit Honig oder Apfelmus. Für ein kräftiges, deftiges Frühstück geriebenen Käse auf die Armen Ritter streuen.

Für 1–2 Personen
150 ml Milch
1 Ei
1 Prise Salz
2 Scheiben Vollkorntoast
$^1/_2$ EL Butter

In einem Suppenteller Milch, Ei und Salz mit der Gabel verrühren. Brotscheiben darin wenden und etwas durchziehen lassen. In einer gußeisernen oder beschichteten Pfanne die Butter schmelzen. Brot etwas abtropfen lassen, auf beiden Seiten knusprig braun braten.

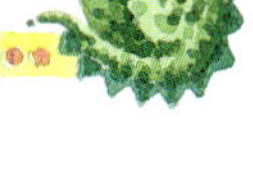

»Macht-Drachen-munter«-Toast

Bunt belegte Käsetoast-Dreiecke wandern wie von selbst in den Mund.

Für 1–2 Personen
2 Scheiben Vollkorntoast oder feines Vollkornbrot
1 TL Butter
50 g junger Gouda, dünne Scheiben
4 Tomatenscheiben
4 Gurkenscheiben

Brote mit Butter bestreichen und mit Käse belegen. Toasts im vorgeheizten Ofen 7 Minuten backen. Dann diagonal durchschneiden und mit Tomaten- und Gurkenscheiben belegen.

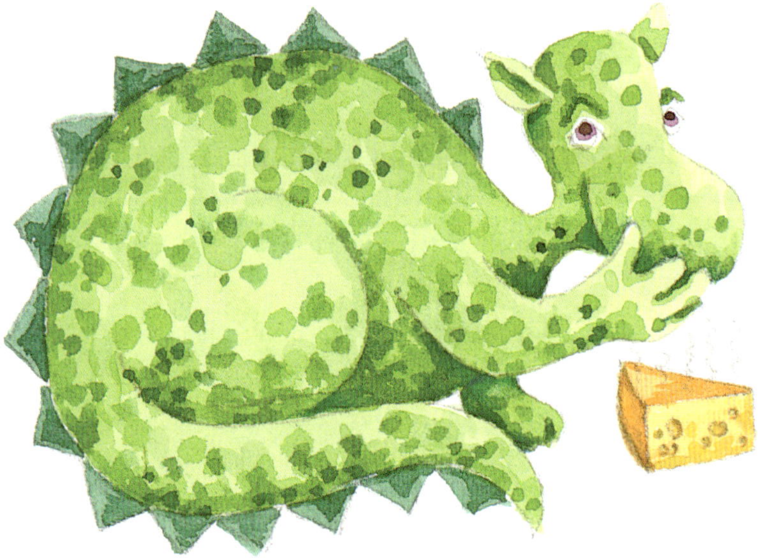

Müsli

Am liebsten stellen sich Kinder ihr Essen aus verschiedenen Zutaten selbst zusammen. Beim Müsli kann dieser Wunsch leicht erfüllt werden. Servieren Sie in getrennten kleinen Schalen: Getreideflocken, am wertvollsten sind sie frisch geplättet aus der eigenen Flockenquetsche, dazu kleingeschnittenes Obst, Nüsse, ungeschwefelte Trockenfrüchte, Joghurt und Milch. Lassen Sie bewußt Honig oder Zucker weg. Kinder sind mit der natürlichen Süße von Trockenfrüchten und frischem Obst zufrieden, und Sie ersparen ihnen damit tränenreiche Zahnarztbesuche. Ein kritischer Blick auf die Zutatenliste fertiger Müslimischungen ist angesagt: Steht Zucker drauf, lassen Sie das Müsli im Regal stehen. Crunchies und geröstete Knusperflocken, ob aus Mais oder anderem Getreide, ob mit oder ohne Zucker, haben durch die starke Verarbeitung wenig Nährwert und sind darum nicht empfehlenswert.

Gritz

Grießbrei mit Orangensaft, ein beliebtes Morgenessen. Von der Kombination Grießbrei mit Himbeer, Kirsch- oder Johannisbeersaft ist abzuraten: Vermischt sich der weiße Brei mit dem roten Saft, entsteht ein unappetitliches Rosa.

Für 1 Person
2 EL feiner Vollkorngrieß
200 ml Milch
Saft von 2 Orangen

Milch zum Kochen bringen, Grieß einrühren und unter Rühren in 5 Minuten einen nicht zu dicken Brei kochen. Gritz in einen tiefen Teller geben und mit Orangensaft umgießen.

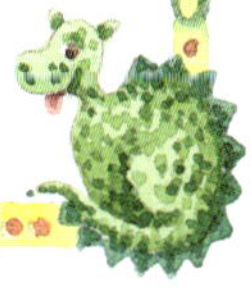

BRÖTCHEN

Kinder essen mit den Augen und den Händen. Kleine, liebevoll garnierte Brötchen sind darum vom Frühstück bis zum Abendessen ein Hit, auch dem kleinen Hunger zwischendurch kommen sie gerade recht. Sie werden sich wundern, wie schnell ein Teller leer sein kann. Ob nun Eiaufstrich, Käse- oder Quarkcreme drauf ist, das Brot schmeckt doppelt so gut, wird es mit fein geschnittenem Gemüse verschönert: Gurkenscheiben, kleine Kressebüschel, Karottenstifte, Paprikastreifen, Radieschenscheiben, Tomatenwürfel, Ringe von Frühlingszwiebeln. Die kleine Mühe lohnt sich, zum einen wächst die Lust aufs Essen, zum anderen werden ganz nebenbei Vitamine und sekundäre Pflanzenstoffe (Seite 53) verspeist.

Kinder brauchen öfters einen kleinen Imbiß, und dafür sind die bunten Brötchen ideal. Kinder sind den ganzen Tag in Bewegung, lernen ständig etwas Neues und wachsen dabei noch, das kostet Kraft, macht hungrig, auch außerhalb der Essenszeiten. Darum wollen und brauchen Kinder den Happen zwischendurch. Eine gesunde Eßgewohnheit, die Erwachsene, die ihre Hungergefühle oft ignorieren, von kleinen Kindern wieder lernen können.

Ein kleiner Snack liefert neue, muntermachende Energie und verhindert, daß Ihr Kind sich völlig ausgehungert auf die Hauptmahlzeiten stürzt. In diesem schlechtgelaunten Zustand kann es entweder nicht mehr richtig essen, oder die Mahlzeit wird hastig und unkontrolliert verschlungen. Dadurch wird der natürliche Sättigungsmechanismus überrumpelt und es fällt eine Schranke gegen das Dickwerden.

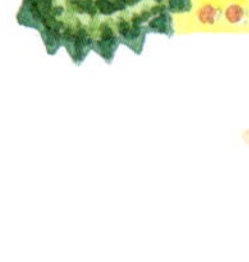

Mandel-Orangen-Creme

Statt der unsäglichen Nougat-Schoko-Cremes.

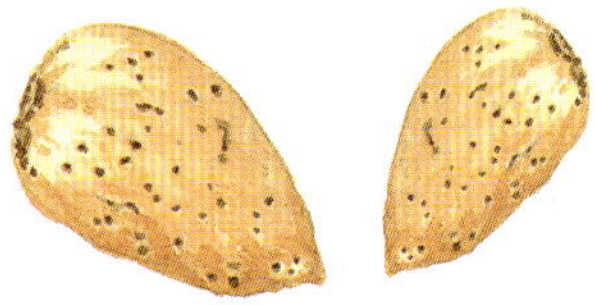

Für 2–3 Personen
2 EL Mandelmus
2 EL Orangensaft
2 TL Honig
1 TL Zitronensaft

Alle Zutaten mit der Gabel zu einer glatten Creme verrühren. Dünn auf Vollkornbrot oder Toast streichen. Dazu feine Schnitze von Pfirsichen, Aprikosen, Äpfeln oder Birnen reichen.

Dodos Snack

Kaum serviert, schon weggeputzt. Die grün-rot-grün gestreiften Häppchen machen Appetit auf mehr.

Für 2–3 Personen
125 g Frischkäse
100 g Karotten, fein gerieben
2 EL Schnittlauch, fein geschnitten
$^1/_2$ TL Zitronensaft
1 Prise Pfeffer
4 Scheiben Vollkornbrot
3 EL rote Paprika, sehr kleine Würfel
3 EL Gurke, sehr kleine Würfel
3 EL Tomate, sehr kleine Würfel

Frischkäse, Karotten, Schnittlauch und Zitronensaft mit der Gabel zu einer glatten Creme verrühren, mit Pfeffer würzen. Brote mit Creme bestreichen. Paprika-, Gurken-, und Tomatenwürfel in Längsstreifen auf die Brote streuen. Brote in kinderhändchen-gerechte Happen schneiden.

Mexiko-Brötchen

Schnell, einfach, gut – Avocadocreme und saftige Tomaten. Gelingt nur mit einer reifen, butterweichen Avocado, die sich mühelos mit der Gabel zerdrücken läßt. Wenn Ihr Kind Knoblauch mag, was durchaus nichts Außergewöhnliches ist, können Sie auch etwas fein gehackten Knoblauch unterrühren.

Für 3 Brote
1 reife Avocado
1–2 TL Zitronensaft
1 Prise abgeriebene Schale von einer unbehandelten Zitrone
1 Prise Salz
3 Scheiben Vollkornbrot
1 Tomate, Würfel

Avocado mit der Gabel fein zerdrücken. Mit Zitronensaft und Zitronenschale würzen, mit wenig Salz abschmecken. Brotscheiben mit Avocadocreme bestreichen, in Häppchen schneiden und mit Tomatenwürfel garnieren. Sofort essen, denn Avocadocreme verfärbt sich schnell braun.

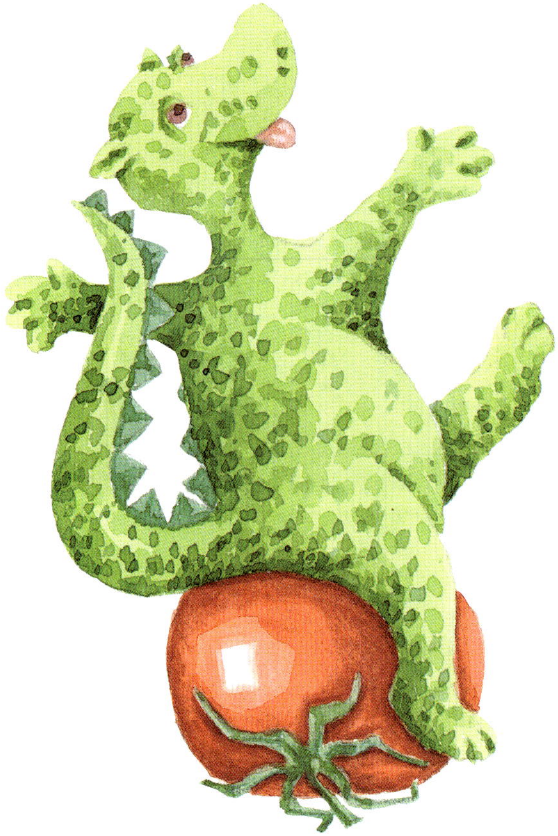

Käsecreme

Sehr mild, schmeckt auch mit geriebenem Emmentaler, fein zerdrücktem Camembert oder Brie.

Für 2–3 Personen
100 g Quark
1 Prise Salz
1 EL Schnittlauch, fein geschnitten
100 g junger Gouda, fein gerieben

Alle Zutaten mit der Gabel zu einer glatten Creme verrühren. Auf Vollkornbrot oder Toast streichen, mit Gurken-, Tomaten- und Paprikastreifen garnieren.

Frühlingsbrot

Ein farbenfrohes Brötchen. Wird besonders gern gegessen, wenn Freunde zu Besuch sind.

Für 2–3 Personen
1 Ei
Salz
$^1/_2$ EL Butter
3 Scheiben Vollkornbrot
6 EL Hüttenkäse
6 Tomatenscheiben
6 Radieschenscheiben
6 Gurkenscheiben
1 Frühlingszwiebel, feine Ringe

Ei verquirlen, leicht salzen. In einer kleinen Pfanne die Butter schmelzen, Ei hinzufügen und ein Rührei braten. Brotscheiben mit Hüttenkäse bestreichen, Rührei darauf verteilen. Die Brote in Häppchen schneiden, mit Tomaten-, Radieschen- und Gurkenscheiben belegen und mit Zwiebelringen bestreuen.

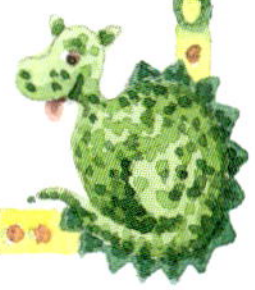

Pu's Bärenbrot

»Nichts auf der Welt verschwindet so schnell wie Honig«, seufzte der Bär und strich den letzten Rest auf dieses Sandwich.

Für 1–2 Personen
1 EL Mascarpone
1 TL Honig
4 EL Apfel, grob gerieben
1 TL Zitronensaft
2 Scheiben Vollkorntoast

Mascarpone, Honig, Apfel und Zitronensaft mit der Gabel zu einer glatten Creme verrühren. Brote toasten und mit der Creme bestreichen.

Gurken-Ei-Brötchen

Zum Anbeißen hübsch. Sind mehrere Personen, kleine, große, junge und ältere, zu bewirten, ist eine Platte mit verschiedenen Brötchen sehr appetitanregend, zum Beispiel Gurken-Ei- und Mexiko-Brötchen, dazu Dodos Snack.

Für 1–2 Personen
1 hartgekochtes Ei
1 EL Joghurt
50 g Quark
1 EL Schnittlauch, fein geschnitten
1 Prise Salz
2 Scheiben Vollkornbrot
1 TL Butter
12 dünne Gurkenscheiben
2 EL Kresse
2 EL kleine Karottenwürfel

Eigelb mit der Gabel zerdrücken, mit Joghurt glattrühren, mit Quark und Schnittlauch vermischen. Eiweiß fein hacken, unter die Creme rühren, mit wenig Salz abschmecken. Brote mit Butter und Creme bestreichen. Brote in kleine Happen schneiden, mit Gurkenscheiben belegen, mit Kresse und Karottenwürfel garnieren.

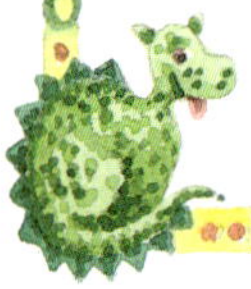

ROHES GEMÜSE MIT DIP, SALATE

Übersichtlich wollen Kinder ihr Essen. Diesen Anspruch können kunterbunte Salate kaum erfüllen. Darum ziehen Kinder angesichts des appetitlichsten Salats oft einen Flunsch und legen mit einem abschätzigen »Das mag ich nicht« die Gabel weg. Gutes Zureden und der Hinweis, daß dieser herrliche Salat groß und stark macht, ist vergebens. Unvorstellbar, daß dieses wirre Durcheinander von Stückchen und Blättchen eine wachstumsfördernde Wirkung zeigen kann.

Andererseits essen Kinder aber sehr gerne rohes Gemüse. Ich habe die Erfahrung gemacht, daß bereits dessen Geruch appetitanregend wirkt. Sehr begehrt sind gleichmäßig klein geschnittene Gemüsestäbchen, die, nach einzelnen Sorten sortiert, in Gläsern stecken oder dekorativ auf großen Tellern angerichtet werden. Karotten, Radieschen, Gurken, Kohlrabi. Paprika, Stangensellerie, Fenchel, Chicoree, junges Kraut: wohlgeordnet und handlich zugeschnitten, finden sie Gnade vor kritischen Kinderaugen. Dazu gibt's eine cremige Dip-Sauce.

Und so macht das Grünzeug-Essen Spaß: Jeder bekommt eine kleine Schale mit Dip, in der die Gemüsestäbchen eingestippt werden. Erwachsene, die sehr zum Unverständnis der Kinder lieber bei ihrer Mischmaschspeise bleiben wollen, verwenden den Dip als Salatmarinade. So ist allen gedient und die Harmonie am Tisch wiederhergestellt. (Es sei denn, die Erwachsenen finden plötzlich Gefallen am Einstippen und greifen nach den Gemüsesticks – soll öfters vorkommen.)

Egal wie, Hauptsache, Kinder essen rohes Gemüse, denn rohes Gemüse enthält neben reichlich Vitaminen und Ballaststoffen auch sekundäre Pflanzenstoffe. Deren positive Wirkung auf die Gesundheit wurde erst in letzter Zeit richtig erkannt. Sekundäre Pflanzenstoffe stärken das Immunsystem, schützen vor Infektions- und Zivilisationskrankheiten, auch gegen Krebs.

Da diese unsichtbaren Ritter für unsere Gesundheit, wie z. B. die Vitamine, sehr hitzeempfindlich sind, enthält rohes Gemüse die meisten davon. Um diesen natürlichen Schutzmechanismus optimal für die Gesundheit zu nutzen, empfehlen Wissenschaftler, fünfmal am Tag frisches Gemüse zu essen. In den Alltag übersetzt bedeutet das: Gemüsesticks gehören zu jedem Essen auf den Tisch.

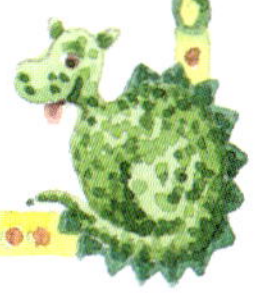

Kräuter-Dip

Dazu ein leuchtendbuntes Angebot von frischem, handlich zugeschnittenem Gemüse: gelbe Paprika, orangerote Karotten, grüne Gurke, weiß-rote Radieschen.

Für 4 Personen
200 g Joghurt
1 Knoblauchzehe,
fein gehackt
1 EL Olivenöl
1 EL gemischte Kräuter,
fein gehackt (Petersilie, Dill, Basilikum)

Alle Zutaten mit der Gabel zu einer glatten Sauce verrühren. Dip in Portionsschälchen zu rohen Gemüsestreifen reichen. Oder als Marinade für Blattsalat, Gurkensalat und bunt gemischten Salat.

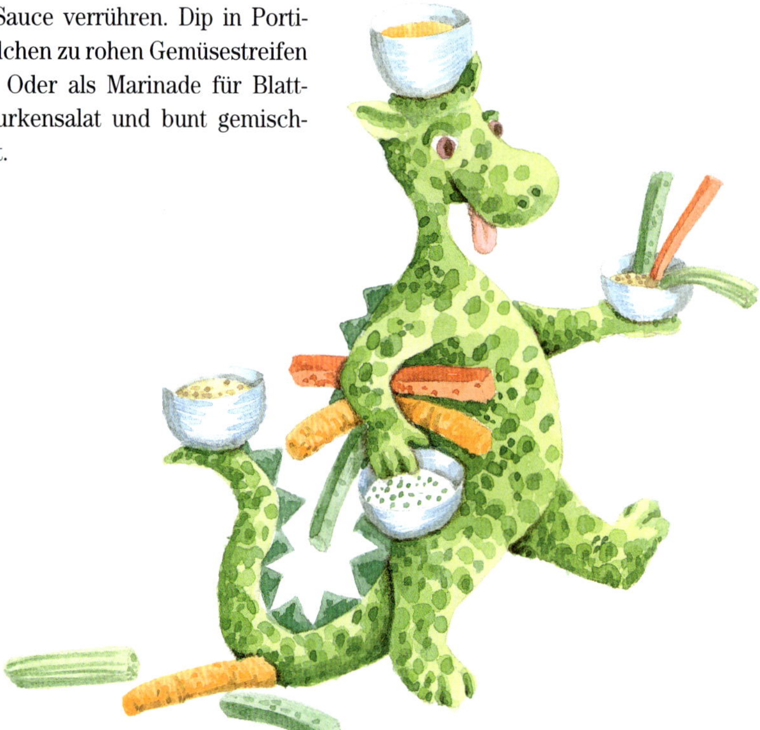

Erdnuß-Dip

Bei Kindergeburtstagen sehr beliebt und bekömmlich: eine große Platte mit den verschiedensten rohen Gemüsen, fein geschnitten, pfiffig dekoriert, dazu verschiedene Dips. Damit können sich kleine Gäste rundum satt essen.

Für 4 Personen
200 g Joghurt
2 EL Erdnußmus
2 TL Sojasauce
1 TL Zitronensaft

Alle Zutaten mit dem Handrührgerät zu einer glatten Sauce verrühren. Dip zu fein geschnittenen Gemüsestäbchen reichen oder als Marinade zu Feldsalat mit grob geriebenen Karotten und Äpfeln.

Winziger Gurken-Paprika-Salat

Diesen Salat »kochte« mein Sohn Moritz mit fünf Jahren. »Die Paprika und die Gurke müssen ganz winzig sein«, erklärte er mir und lieh sich mein großes, japanisches Gemüsemesser. Er hat sich nicht geschnitten, und der Salat war hervorragend.

Für 2 Personen
$\frac{1}{2}$ Gurke, sehr kleine Würfel
$\frac{1}{2}$ rote Paprika,
sehr kleine Würfel
$\frac{1}{2}$ Zwiebel, fein gehackt
1 EL Essig
2 EL Olivenöl
Salz
2 EL geröstete Sonnenblumenkerne
(Seite 59)

Gurken-, Paprika- und Zwiebelwürfel in eine Schüssel geben. Essig und Öl mit dem Schneebesen verrühren, mit wenig Salz und Pfeffer würzen. Das Gemüse mit der Marinade vermischen. Salat mit gerösteten Sonnenblumenkernen bestreuen. Paßt sehr gut zu »Spanischer Kartoffeltortilla« (Seite 65).

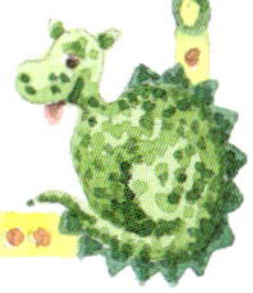

Mozzarellasalat

Übersichtlich und farbenfroh: weiße Mozzarella- und grüne Gurkenscheiben kreisförmig auf einem großen Teller angerichtet, in der Mitte die Tomatenwürfeln mit Basilikum. So werden auch skeptische Kinder zum Salatessen angeregt.

Für 2–3 Personen
3 kleine Tomaten, sehr kleine Würfel
1 EL Basilikum, fein gehackt
1 $^1/_2$ EL Olivenöl
Salz
Pfeffer
125 g Mozzarella, dünne Scheiben
$^1/_4$ Gurke, dünne Scheiben

Tomatenwürfel, Basilikum und Olivenöl vermischen, mit Salz und Pfeffer abschmecken und etwas durchziehen lassen.
Abwechselnd Mozzarella- und Gurkenscheiben kreisförmig anrichten, Tomaten-Basilikum-Sauce in die Mitte geben. Dazu Vollkornbrot reichen.

Mandel-Dip

Leicht, pikant und sehr lecker. Paßt zu allen Salat-Gemüsen. Naturreines Mandelmus aus gerösteten Mandeln gibt's im Naturkostgeschäft.

Für 4 Personen
1 EL Mandelmus
200 g Joghurt
1 Knoblauchzehe, fein gehackt
1 EL Zitronensaft
abgeriebene Schale von $^1/_4$ unbehandelten Zitrone
1 Prise Salz

Alle Zutaten mit dem Handrührgerät zu einer glatten Creme verrühren. Schmeckt auch als kalte Sauce zu Getreidegerichten.

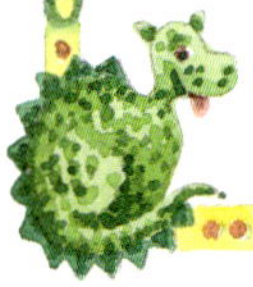

Häschensalat

Für diesen Salat gilt: Je einfacher, desto besser. Eine aufmunternde Vorspeise, die aber auch ein Hirserisotto mit jungen Erbsen, Blumenkohlcurry oder Kartoffelbrei belebt.

Für 1–2 Personen
200 g Karotten, grob gerieben
$^1/_2$ EL Öl
Saft von 3 Mandarinen

Karotten in eine Schüssel geben. Öl mit Mandarinensaft verrühren und mit den Karotten vermischen.

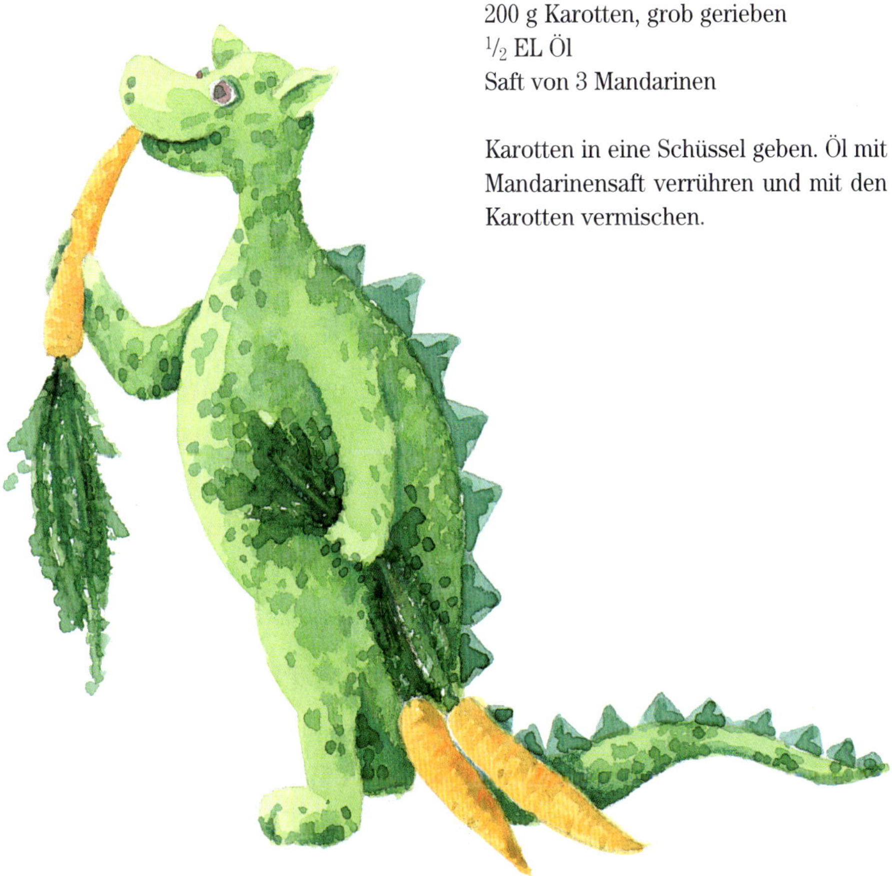

Tofu-Majo für Dodo

Eiweißreicher Dip für Gemüsestäbchen, Marinade für Blattsalate oder Sauce zu Tofuburgern und Tofusandwich.

Für 2–3 Personen
100 g Tofu
$^1/_2$ EL Essig
1 EL Zitronensaft
1 Prise Salz
$^1/_2$–1 EL mittelscharfer Senf
1 TL Honig
50 ml kaltes Wasser
2 EL passierte Tomaten

Alle Zutaten im Mixer auf höchster Stufe zu einer glatten, cremigen Sauce pürieren.

Mandarinen-Dip

Streifen von Karotten, Fenchel und Stangensellerie vertragen sich gut mit diesem fruchtigen Dip. Besonders einladend sieht es aus, wenn man am Stangensellerie die hellgrünen Blättchen dranläßt.

Für 4 Personen
200 g Sauerrahm
Saft von 2 Mandarinen
1–2 EL Zitronensaft
$^1/_4$ TL Honig
1 Prise Salz

Alle Zutaten mit dem Handrührgerät vermischen. Als Salatmarinade für Chicoréesalat etwas fein geriebene Selleriewurzel dazugeben.

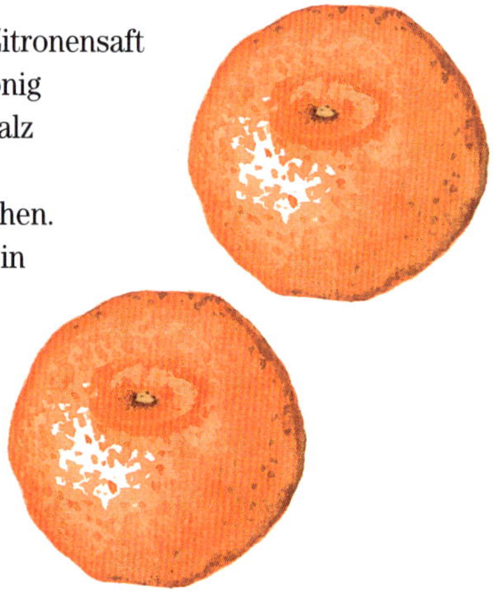

Geröstete Sonnenblumenkerne

Die würzigen Kerne werden über Salate, Gemüse, Getreidegerichte und belegte Brötchen gestreut, bringen zusätzliche Würze, aber auch wertvolle ungesättigte Fettsäuren ans Essen. (Erst ab dem 2. Lebensjahr reichen.)

Für 4 Personen
4 EL Sonnenblumenkerne
1 TL Sojasauce

Sonnenblumenkerne in einer kleinen, trockenen Pfanne unter Rühren kurz anrösten, Sojasauce dazugeben und unter Rühren kurz braten, bis die Sojasauce verdampft ist.

Omas Kartoffelsalat

Das einfachste Rezept, das in unserer Familie seit Generationen allen Kindern schmeckt.

Für 4 Personen
1000 g festkochende Kartoffeln
1 kleine Zwiebel, fein gehackt
2 EL Essig
4 EL Öl
150–200 ml Gemüsebrühe
1 gute Prise Muskat
Salz
Pfeffer

Kartoffeln in der Schale weich kochen, schälen, in dünne Scheiben schneiden. Die warmen Kartoffeln mit Zwiebelwürfel, Essig, Öl und heißer Gemüsebrühe vermischen, mit Muskat, Salz und Pfeffer abschmecken. Salat eine Stunde durchziehen lassen.

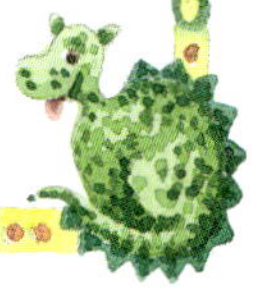

Nudelsalat »Drum rum«

Damit der Salat übersichtlich bleibt und man auf den ersten Blick sieht, was drin ist, werden nur die Nudeln mit einer würzigen Marinade vermischt, der Nudelsalat kommt in die Mitte einer großen Platte und die restlichen Zutaten »drum rum«.

Für 4 Personen
150 ml Vollkornhörnchen
Salz
3 EL Öl
1 hartgekochtes Ei
1 EL Essig
2 TL Senf
200 g Joghurt
2 TL Kapern, fein gehackt
1 EL Zwiebel, fein gehackt
1 EL Petersilie, fein gehackt
1 rote Paprika, kleine Würfel
2 Tomaten, kleine Würfel
100 g Emmentaler, kleine Würfel

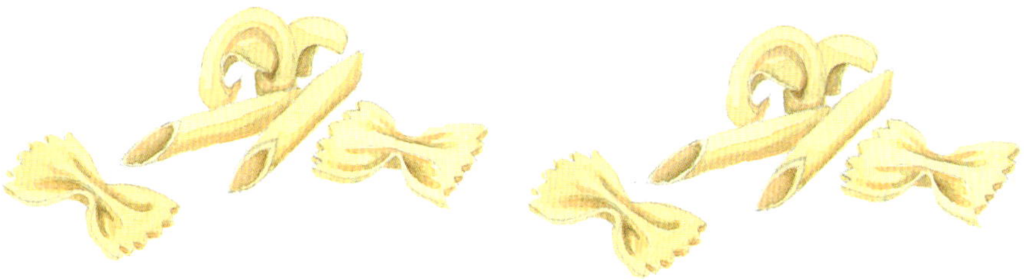

Nudeln in reichlich Salzwasser mit 1 EL Öl kernig kochen, die Nudeln dürfen nicht zu weich werden. Nudeln abgießen, mit kaltem Wasser gut abspülen, abtropfen lassen.
Eigelb, Essig, Senf und eine Prise Salz mit dem Handrührgerät vermischen, das restliche Öl tropfenweise unterrühren. Joghurt dazugeben und gut vermischen. Die Sauce mit Kapern, Zwiebelwürfel und Petersilie würzen, mit Nudeln und fein gehacktem Eiweiß vermischen, 1 Stunde durchziehen lassen.
Salat in die Mitte einer großen Platte geben, Paprika, Tomaten und Käse kreisförmig um den Salat legen.

KLEINE GERICHTE

Wer Kinder hat, ist ziemlich beschäftigt und möchte so wenig Zeit wie möglich am Herd verbringen. Darum sind einfach zubereitete, nahrhafte Speisen gefragt, die als Bausteine eines gesunden Speiseplans vielseitig einsetzbar sind: als Imbiß, als Teil des Hauptgerichts, am besten sowohl warm als auch kalt.
Pfannkuchen aus feinem Vollkornmehl schmecken am Abend mit Brokkoli und Käsecreme, am Nachmittag mit Erdbeersauce. Übrige Pfannkuchen werden in dünne Streifen geschnitten und wandern in die Gemüsebrühe. Garniert mit reichlich Schnittlauch, schmeckt eine Pfannkuchensuppe ausgezeichnet. Der Tofuburger kommt mit chinesischem Gemüse und Reis als Hauptmahlzeit auf den Tisch oder wird zwischendurch, wenn sich beim Spielen plötzlich der Hunger meldet, mit Salatblatt und Gurke in ein Vollkornbrötchen gesteckt. Schon zum Frühstück darf's das tomatige Sonntagsrührei sein, es macht aber auch am Dienstag um 12.00 Uhr mittags in Begleitung von Salat und Hirse zufrieden satt.
Zudem versorgen diese praktischen Speisen Ihr Kind mit reichlich Eiweiß. Durch die geschickte Kombination verschiedener eiweißreicher Lebensmittel, von Getreide, Hülsenfrüchten, Milchprodukten und Eiern, kann der Körper besonders viel von diesem für das Wachstum wichtigen Nährstoff verwerten.
Hochwertiges Eiweiß liefern Hülsenfrüchte im Verbund mit Getreide, also Tofuburger mit Vollkornbrötchen, oder Getreide mit Milchprodukten in Form eines saftigen, gegrillten Käsesandwichs. Auch die Verbindung von Kartoffeln und Eiern steigert die Eiweißqualität. Köstliches Beispiel dafür ist die Spanische Kartoffeltortilla.

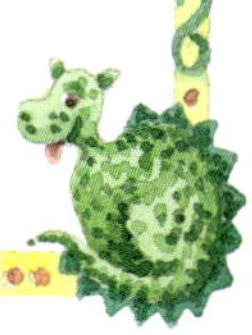

Saftiges, gegrilltes Käsesandwich

Ein blitzschneller Imbiß, der so gut schmeckt, wie er aussieht. Saftig wird das Sandwich durch Tomaten, Essiggurken, Salat und eine Sauce aus Sauerrahm und Senf.

Für 2 Personen
4 Scheiben Vollkorntoast
1 TL Butter
100 g Emmentaler, dünne Scheiben
2 EL Sauerrahm
$^1/_2$ EL Senf
1 Prise Salz
4 kleine Salatblätter
1 Essiggurke, dünne Streifen
1 Tomate, dünne Scheiben
1 Frühlingszwiebel, feine Ringe

2 Toasts mit Butter bestreichen, mit Käse belegen (der Käse soll nicht über dem Brotrand stehen) und mit den restlichen Toastscheiben bedecken. Die Toasts im vorgeheizten Ofen bei 200 Grad auf dem Backblech 7 Minuten backen, dabei einmal umdrehen.
Sauerrahm und Senf zu einer Sauce verrühen, mit etwas Salz abschmecken.
Die Toasts diagonal in Dreiecke schneiden, aufklappen, mit Salat, Gurkenstreifen, Tomatenscheiben und Zwiebelringen belegen, obenauf einen kleinen Klacks Rahm-Senf-Sauce geben, dieToasts zuklappen und sofort essen.

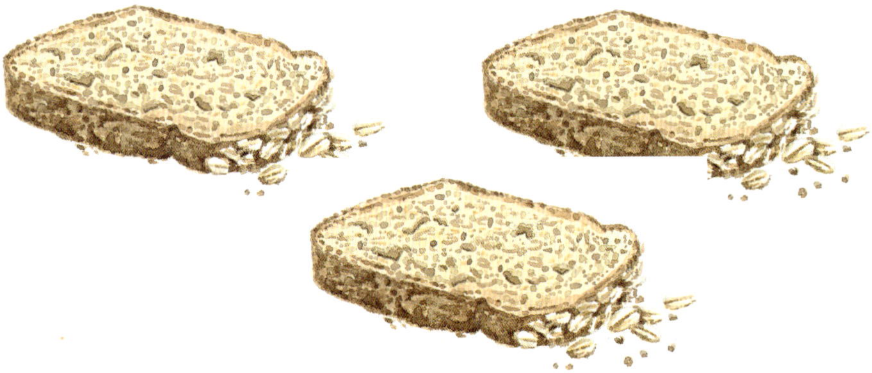

Tofusandwich

Mit beiden Händen fest zugreifen, Mund weit auf und schnapp. Ein üppiger Snack: marinierter, gebratener Tofu auf getoastetem Vollkornbrot mit Tofu-Majo und knackigem Salat.

Für 2 Personen
4 EL Tofu-Mayo (Seite 58)
4 Scheiben Vollkornbrot
100 g marinierter, gebratener Tofu (Seite 66)
2 TL Kapern
4 kleine Salatblätter
4 Gurkenscheiben
1 Tomate, dünne Scheiben
1 Frühlingszwiebel, feine Ringe

Tofu-Majo mit Kapern verrühren. Vollkornbrot toasten. 2 Toasts mit wenig Tofu-Majo bestreichen, mit Salatblatt, gebratenem Tofu, Gurken-, Tomatenscheiben und Zwiebelringen belegen, einen Klacks Tofu-Majo darauf geben. Mit den restlichen Brotscheiben belegen. Brote diagonal durchschneiden und sofort essen.

Tofustäbchen

Dazu gibt's Tomaten-Dip, rohe Gemüsestreifen und Vollkornbrot. Als Hauptgericht ergänzen Tofustäbchen gebratene chinesische Nudeln mit einer guten Portion Eiweiß und Knuspergeschmack.

Für 2 Personen
1 Ei
Öl zum Ausbacken
200 g Tofu, 1,5 cm dicke, 3 cm breite, 5 cm lange Streifen
3 EL Speisestärke

Ei verquirlen. Reichlich Öl in einer kleinen Pfanne oder einem Wok erhitzen. Das Öl soll mindestens $^1/_2$ cm hoch in der Pfanne stehen. Tofustreifen zuerst im Ei, dann in der Speisestärke wenden und von beiden Seiten knusprig braun braten. Tofustäbchen auf Küchenpapier abtropfen lassen, mit Tomaten-Dip (Seite 68) servieren.

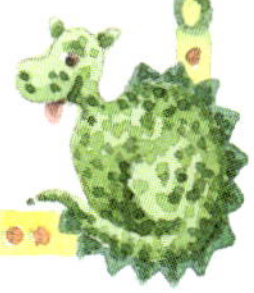

Tomatiges Sonntagsrührei

Flaumiges Rührei wird mit einer Tomaten-Paprika-Sauce bestrichen: eine Mischung, die ankommt.

Für 4 Personen
1 EL Olivenöl
2 Knoblauchzehen, fein gehackt
1 rote Paprikaschote, kleine Würfel
200 ml passierte Tomaten
Salz
4 Eier
3 EL Milch
$^1/_2$ EL Butter
$^1/_2$ EL Basilikum, fein gehackt

Olivenöl in einer kleinen Pfanne erhitzen, Knoblauch unter Rühren kurz anbraten. Paprikawürfel hinzufügen, leicht salzen, unter Rühren 3 Minuten anbraten und bei geringer Hitze zugedeckt 3 Minuten dünsten. Mit den passierten Tomaten aufgießen, die Sauce einige Minuten etwas einköcheln lassen.
In der Zwischenzeit das Rührei zubereiten: Eier mit Milch verquirlen, leicht salzen. Butter in einer Pfanne schmelzen, Eier eingießen und unter Rühren bei milder Hitze braten, bis die Eier stocken. Tomatensauce auf die Eier streichen und mit Kräutern garnieren. In der Pfanne servieren. Dazu lockeres Vollkornbrot reichen.

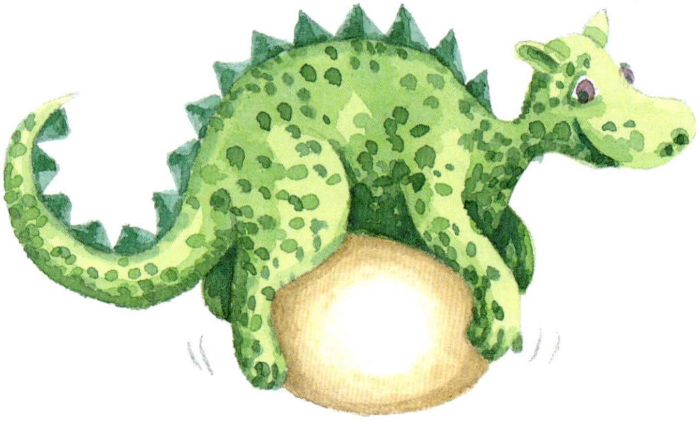

Blinis

Die kleinen russischen Hefepfannkuchen schmecken mit Joghurt-Rahm-Sauce. Für die ganz Süßen gibt es dazu auch Apfelmus oder Erdbeersauce. Wenn Ihr Kind unter einem Jahr ist, backen Sie die Blinis mit Weizenmehl.

Für 4 Personen
250 ml lauwarme Milch
1 Päckchen Trockenhefe
250 g feines Buchweizenmehl
2 Eier
$^1/_2$ TL Salz
$^1/_2$ TL brauner Zucker
50 g zerlassene Butter
Öl zum Backen
Rahm-Joghurt-Sauce:
100 g Sauerrahm
100 g Joghurt

Milch mit Hefe, Mehl, Eigelb, Salz, Zucker und Butter glattrühren. Den Teig zugedeckt 30 Minuten gehen lassen.
Eiweiß sehr steif schlagen und unter den Teig heben. Eine gußeiserne oder beschichtete Pfanne dünn mit Öl ausstreichen, erhitzen. Einen kleinen Schöpfer Teig in die Pfanne gießen. Blinis auf beiden Seiten knusprig braun braten.
Sauerrahm mit Joghurt zu einer glatten Creme verrühren und zu den Blinis reichen.

Spanische Kartoffeltortilla

Der goldbraune, dicke Eierkuchen mit Kartoffelfüllung ist ein Dauerbrenner auf der Kinderspeisekarte. Durch die Kombination von Ei und Kartoffeln enthält er viel gut verwertbares Eiweiß. Schmeckt heiß und kalt, mit Vollkornbrot und fein geschnittenem rohen Gemüse, dazu ein Kräuter-Dip.

Für 2 Personen
2 Eicr
Salz
100 g gekochte Kartoffeln, kleine Stücke
1 EL Olivenöl

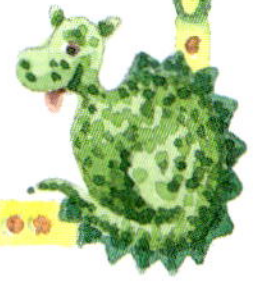

Eier verquirlen, leicht salzen, die Kartoffelstückchen untermischen. In einer kleinen gußeisernen oder beschichteten Pfanne die Hälfte des Olivenöls erhitzen. Ei-Kartoffel-Mischung in die Pfanne gießen, kurz auf hoher Flamme anbraten, dann die Hitze reduzieren. Mit dem Rührlöffel das schon festgewordene Ei vom Pfannenrand lösen, etwas in die Mitte schieben. Tortilla zugedeckt 3–5 Minuten braten.
Wenn das Ei gestockt ist, einen großen Teller auf die Pfanne legen und die Tortilla auf den Teller stürzen. Restliches Olivenöl in der Pfanne erhitzen. Die Tortilla zurück in die Pfanne gleiten lassen, nochmals kurz braten, damit auch die zweite Seite perfekt goldbraun wird.

Marinierter, gebratener Tofu

Würzig, eiweißreich, cholesterinfrei. Marinierter, gebratener Tofu ist anpassungsfähig, gesellt sich gern zu Salat, Gemüse und Reis. Schmeckt warm und kalt.

Für 2 Personen
200 g Tofu, 1 cm dicke Scheiben
Marinade:
3 EL Olivenöl
2 EL Sherryessig
3 EL Sojasauce
125 ml Wasser
$\frac{1}{2}$ TL Liebstöckel
$\frac{1}{2}$ TL Oregano
$\frac{1}{2}$ TL Basilikum
$\frac{1}{4}$ TL Koriander
2 Lorbeerblätter
1 Prise Pfeffer
2 Knoblauchzehen,
fein gehackt

Tofuscheiben in eine kleine Schüssel geben. Die Zutaten für die Marinade zum Kochen bringen. Marinade über den Tofu gießen, im Kühlschrank 6 Stunden durchziehen lassen.
Tofuscheiben aus der Marinade nehmen, abtropfen lassen, in einer trockenen gußeisernen oder beschichteten Pfanne auf beiden Seiten 2–3 Minuten anbraten.

Immergute Pfannkuchen

Ein Allroundgericht. Pfannkuchen schmecken süß und pikant, mit Fruchtsauce, Apfel- und Zwetschenmus, fein geriebenem Käse, auch mit grünem Spargel und Zitronenbutter. Eine auf den ersten Blick verwunderliche, nach dem ersten Biß jedoch sehr ansprechende und äußerst nahrhafte Kombination aus Schwaben: Pfannkuchen mit Kartoffelsalat und grünem Salat. Besondere Anerkennung ernten Sie, wenn Sie die Pfannkuchen durch einen flotten Ruck mit der Pfanne hochwirbeln und in der Luft drehen. Aber – heimlich üben.

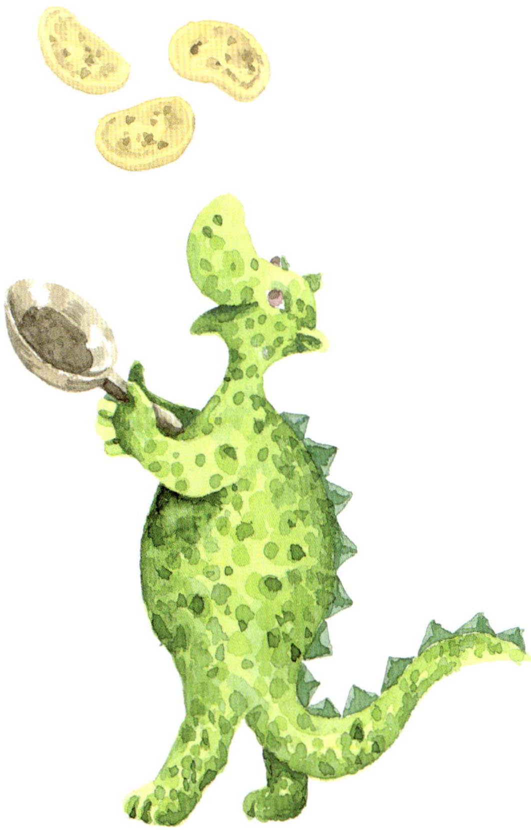

Für 4 Personen
200 g Vollkornmehl,
fein gemahlen
4 Eier
400 ml Milch
1 Prise Salz
Öl zum Backen

Mehl, Eier, Milch und Salz mit dem Handrührgerät glattrühren. Eine gußeiserne oder beschichtete Pfanne mit Öl dünn ausstreichen, einen kleinen Schöpfer Teig in die Pfanne gießen, die Pfanne drehen, damit sich der Teig gut verteilt. Die Pfannkuchen auf beiden Seiten knusprig braun backen.

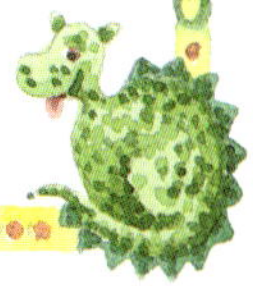

Dodo-Burger mit Tomaten-Dip

Eine vielseitige, kleine Speise. Zwischendurch gibt es den Dodo-Burger aus eiweißreichem Tofu ganz handfest zum Einstippen in den Tomaten-Dip. Mit Kartoffelsalat und Gurkenstreifen steigt der Burger zum Hauptgericht auf. Er kann sich aber auch mit einem Gemüse aus dem Wok und mit Reis sehen und schmecken lassen.

Für 2 Personen
Tofuburger:
200 g fester Tofu
1 EL Karotten,
grob gerieben
1 Frühlingszwiebel,
feine Ringe
$^{1}/_{2}$ EL Sojasauce
1–2 EL Mehl
Öl zum Ausbacken
$^{1}/_{4}$ Gurke, lange Streifen
Dip:
3 EL passierte Tomaten
1 TL Sojasauce
$^{1}/_{4}$ TL Honig

Tofu mit der Gabel zerdrücken, mit Karotten, Zwiebelringen, Sojasauce und Mehl gut vermischen. Kleine flache Küchlein formen. In einer kleinen Pfanne reichlich Öl erhitzen. Die Tofuburger auf beiden Seiten knusprig braun braten, auf Küchenpapier abtropfen lassen.
Passierte Tomaten, Sojasauce und Honig mit der Gabel verrühren und zu den Burgern reichen.

Die richtige Pfanne

Für Pfannkuchen und Eiergerichte muß die Pfanne stimmen, sonst macht das Backen keinen Spaß und alles klebt an, wie schon oft geschehen in Pfannen aus Edelstahl und dünnem Email. Am besten arbeitet es sich mit einer speziellen Crepes-Pfanne aus Eisen oder Gußeisen. Auch beschichtete Pfannen eignen sich. Wichtig: Für Pfannkuchen die Pfanne nur dünn mit Öl ausstreichen, dann werden die Pfannkuchen schön knusprig, aber nicht fett.

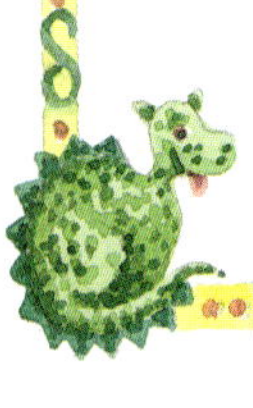

SUPPEN UND EINTÖPFE

Kinder und Gemüse, eine endlose Geschichte. Manche Kinder essen gekochtes Gemüse nur fein püriert als Suppe – das aber tellerweise. Kaufaul? Keine Spur! Die selben Kinder knabbern mit Begeisterung knackiges, rohes Gemüse mit Dip-Sauce. Eltern ersparen sich viel Streß, lassen sie ihre Kinder das Gemüse so verspeisen, wie es ihnen schmeckt. Wunderbar, wenn ein Kind Karottencremesuppe und rohe Karottenstäbchen mag. Kein Grund, es noch mit gekochten Karottenstückchen zu nerven, um bei konsequenter Ablehnung enttäuscht festzustellen: »Mein Kind ist ein schlechter Esser.«
Für die allerjüngsten Anhänger der feinen Cremesuppe hat die vegetarische Küche tausendundein Rezepte bereit. Grasgrüne Erbsensuppe, wunderbare Kartoffel-Lauch-Suppe, Karotten-Tomaten-Suppe mit Sahnehäubchen und Croutons – die Variationen sind unendlich, die Rezepte nur Anregungen für eigene Suppenkreationen. Bei keinem anderen Gericht läßt sich Phantasie so leicht in köstliche Realität umsetzen.
Eine üble Verleumdung muß die Geschichte vom zappeligen Suppenverweigerer Kaspar sein. Denn Kinder können sich für die verschiedensten Suppen erwärmen. Ob Grießklößchen- oder Nudelsuppe, aus der großen, dampfenden Schüssel werden lebenslange Leibspeisen in den Teller geschöpft. Zur Verwunderung mancher Erwachsener sind unter jüngsten Feinschmeckern deftig würzige Bohneneintöpfe besonders begehrt. Ißt man zu diesen starken Speisen noch ein Stück Vollkornbrot, enthält das Essen mehr gut verwertbares Eiweiß als ein kleines Steak!

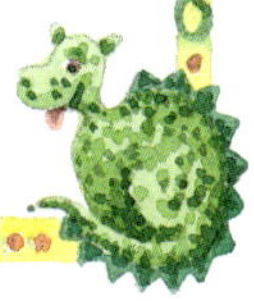

Kartoffel-Brokkoli-Suppe

Für 4 Personen
2 EL Butter
1 Zwiebel, fein gehackt
2 Knoblauchzehen, fein gehackt
150 g Kartoffeln, große Stücke
1 l Gemüsebrühe
$^1/_2$ TL Liebstöckel
1 Prise Muskat
1 Prise abgeriebene Schale von einer unbehandelten Zitrone
1 Lorbeerblatt
200 g Brokkoli, kleine Röschen
4 EL Sahne
1 EL Schnittlauch, fein geschnitten

Butter in einem Topf schmelzen. Zwiebelwürfel und Knoblauch unter Rühren goldgelb braten. Kartoffelstücke hinzufügen und unter Rühren kurz anbraten. Mit der Gemüsebrühe aufgießen, mit Liebstöckel, Muskat, Zitronenschale und Lorbeerblatt würzen. Die Suppe zugedeckt 15 Minuten köcheln, die Kartoffeln sollen fast weich sein. Brokkoli hinzufügen, zugedeckt 8 Minuten köcheln. Lorbeerblatt herausfischen. Die Suppe mit Sahne im Mixer oder mit dem Mixstab fein pürieren und mit Schnittlauch garniert servieren.

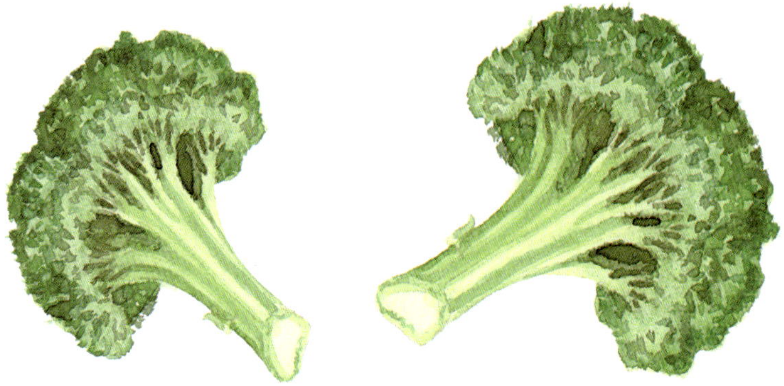

Tomaten-Karotten-Suppe

Zu der strahlendroten Suppe mit weißem Sahnehäubchen gibt es knusprige Croutons, die beim Draufbeißen knacken.

Für 4 Personen
1 EL Butter
1 Zwiebel, fein gehackt
2 Knoblauchzehen, fein gehackt
200 g Karotten, 1 cm dicke Stücke
100 g Sellerie, 1 cm dicke Stücke
750 ml Gemüsebrühe
1 TL Liebstöckel
½ TL Basilikum
1 Prise Piment
1 Prise Muskat
1 Lorbeerblatt
200 ml passierte Tomaten
75 ml Sahne
2 EL Schnittlauch

Butter in einem Topf schmelzen, Zwiebelwürfel und Knoblauch in 5 Minuten glasig dünsten, Karotten- und Selleriestücke dazugeben, kurz unter Rühren braten. Mit Gemüsebrühe aufgießen, mit Liebstöckel, Piment, Muskat und Lorbeerblatt würzen. Die Suppe zugedeckt 12 Minuten köcheln, bis die Gemüse weich mit Biß sind. Lorbeerblatt herausfischen. Die Suppe mit passierten Tomaten im Mixer oder mit dem Mixstab fein pürieren. Nochmals kurz erhitzen. Sahne sehr steif schlagen, Suppe portionsweise mit Sahnehäubchen und Schnittlauch garniert servieren. Dazu Croutons reichen (Seite 73).

Gemüsebrühe

Die Gemüsebrühe für Suppen und Eintöpfe wird praktischerweise aus Würfeln zubereitet. Achten Sie beim Einkauf darauf, daß die Gemüsebrühe kein Glutamat enthält. Gemüsebrühe ohne diesen Geschmacksverstärker finden Sie in der Naturkostabteilung des Supermarkts oder im Naturkostgeschäft.

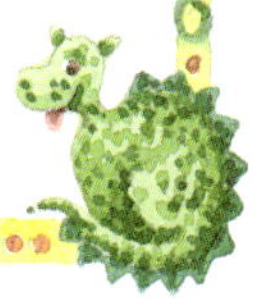

Kartoffel-Lauch-Suppe

Sollten Sie probieren: schnell, einfach, köstlich.

Für 4 Personen
1 l Gemüsebrühe
400 g Lauch (unterer weißer Teil), längs halbiert, 1 cm breite Streifen
400 g Kartoffeln, kleine Würfel
125 ml Sahne
Salz
Pfeffer
2 EL Petersilie, fein geschnitten

Gemüsebrühe zum Kochen bringen, Kartoffelwürfel und Lauchstreifen dazugeben und zudeckt 7 Minuten köcheln. Die Gemüse sollen weich sein, aber nicht zerfallen. Die Suppe mit Sahne im Mixer oder mit dem Mixstab cremig pürieren, durch ein Sieb streichen, mit Salz und Pfeffer abschmecken und mit Petersilie garniert servieren.

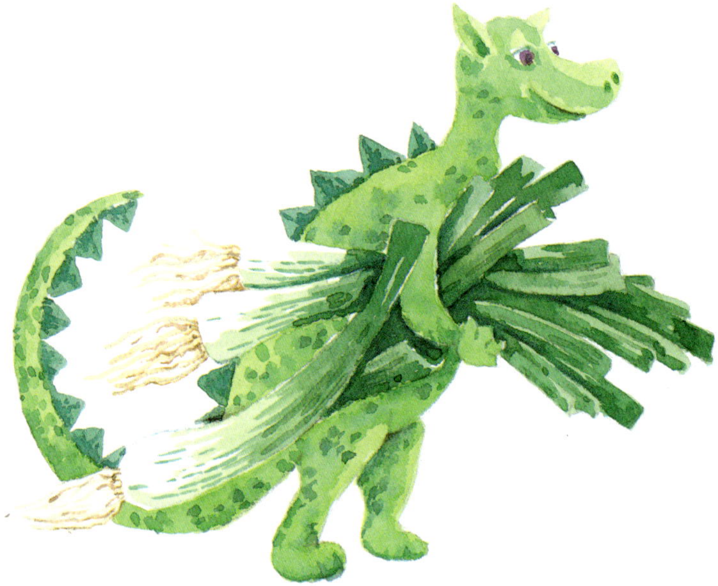

Croutons »Knack und knirsch«

Kinder streuen gerne gebratene Brotwürfel über die Suppe, die vor dem Weichwerden schnell herausgefischt werden müssen. Sämtliche Cremesuppen sind für Croutons geeignet.

Für 4 Personen
2 Scheiben feines Vollkornbrot
1 TL Butter

Vollkornbrot in Würfel schneiden. Butter in einer kleinen Pfanne schmelzen und die Brotwürfel unter Rühren knusprig braten.

Dodo-Klößchensuppe

Flaumige Grießklößchen nach Omas Originalrezept – schmeckt allen.

Für 4 Personen
125 ml Milch
30 g Butter
Salz
1 Prise Muskat
60 g feiner Vollkorngrieß
2 Eier
1 $^1/_4$ l Gemüsebrühe
3 EL Schnittlauch,
fein geschnitten

Milch mit Butter, Salz und Muskat zum Kochen bringen. Grieß einstreuen und unter Rühren einen dicken Grießbrei kochen. Ein Ei in den heißen Grießbrei rühren, es muß eine glatte Masse entstehen. Die Masse etwas abkühlen lassen und das zweite Ei unterrühren.
Gemüsebrühe zum Kochen bringen. Mit Eßlöffeln Klößchen abstechen. Die Klößchen in der schwach kochenden Gemüsebrühe 12 Minuten ziehen lassen. Die Suppe mit Schnittlauch garniert servieren.

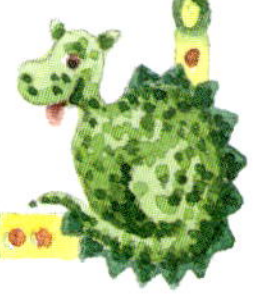

Grasgrüne Erbsensuppe

Tiefgekühlte, junge Erbsen sollten Sie vorrätig haben. Mit den »Kullerdingern« ist eins, zwei, drei eine Lieblingssuppe zubereitet. Junge, tiefgekühlte Erbsen haben sehr kurze Kochzeiten, nicht die endlosen 7 Minuten, die auf der Packung angegeben sind. Nach 2–3 Minuten sind sie gar.

Für 2–3 Personen
1 EL Butter
1 kleine Zwiebel, fein gehackt
500 ml Gemüsebrühe
50 g Kartoffeln, dünne Scheiben
50 g Sellerie kleine Würfel
$^1/_2$ TL Liebstöckel
1 gute Prise Muskat
1 Prise Piment
150 g tiefgefrorene, junge Erbsen
50 ml Sahne
1 EL Schnittlauch, fein geschnitten

Butter in einem kleinen Topf mit schwerem Boden bei milder Hitze schmelzen. Zwiebelwürfel dazugeben, 5 Minuten andünsten, mit Gemüsebrühe aufgießen und zum Kochen bringen. Kartoffelscheiben und Selleriewürfel dazugeben, zugedeckt 8–10 Minuten leicht köcheln, bis die Gemüse weich sind. Mit Liebstöckel, Muskat und Piment würzen. Erbsen hinzufügen und im offenen Topf nicht länger als 3 Minuten köcheln. Die Erbsen sollen weich sein, aber noch einen guten Biß haben.
Ein paar Erbsen für die Garnitur aus der Suppe fischen. Die Suppe mit Sahne im Mixer oder mit dem Mixstab pürieren, mit Schnittlauch und ganzen Erbsen garniert servieren.
Sehr edel wird die Suppe mit etwas fein gehackter junger Minze und einem Sahnehäubchen.

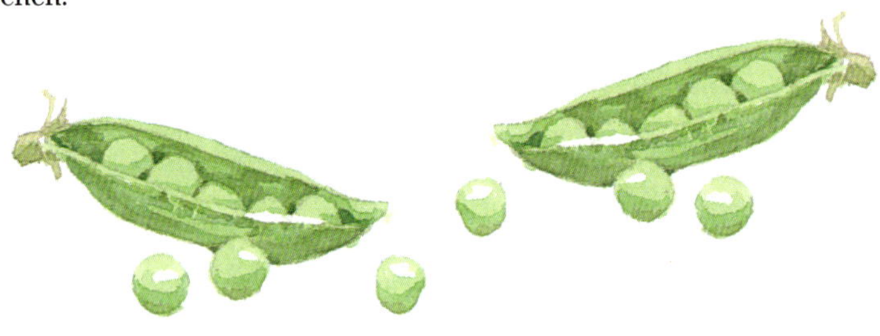

Schmatzbohnen mit Tomaten

Weiße Bohnen, umgeben von einer dicken Tomatensauce – dieser Eintopf mit den klar ersichtlichen Zutaten erfreut das Kinderherz und macht Erwachsene zufrieden satt. Dazu gibt es feines Vollkornbrot, das man in die würzige Sauce taucht.

Für 4 Personen
200 g Bohnen
(6 Stunden eingeweicht)
800 ml Wasser
1 Lorbeerblatt
2 EL Olivenöl
1 Zwiebel, fein gehackt
3 Knoblauchzehen,
fein gehackt
400 ml passierte Tomaten
$^1/_2$ TL Thymian
$^1/_2$ TL Basilikum
$^1/_4$ TL Koriander
1–2 TL Gemüsebrühwürfel

Einweichwasser der Bohnen abgießen. Die gut abgetropften Bohnen mit kaltem Wasser und Lorbeerblatt zum Kochen bringen, zugedeckt 1 Stunde köcheln (im Schnellkochtopf 20–30 Minuten).
Öl in einer Pfanne erhitzen, Zwiebelwürfel und Knoblauch 7 Minuten langsam goldgelb braten, ab und zu umrühren. Mit passierten Tomaten aufgießen und mit Thymian, Basilikum und Koriander würzen. Die Tomatensauce etwas einköcheln und mit den Bohnen vermischen, mit Gemüsebrühe würzen, die Bohnen im offenen Topf ein paar Minuten köcheln. Der Eintopf ist fertig, wenn die Bohnen von einer dicken sämigen Suppe umgeben sind.

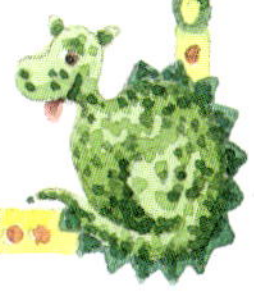

Kraftsuppe für Dodo

Ein schnelles Süppchen, wenn überhaupt keine Zeit zum Kochen bleibt. Beruhigend bei Magenverstimmungen, dann aber die Sahne weglassen.

Für 2 Personen
3 EL Haferflocken
500 ml Gemüsebrühe
1/2 TL Liebstöckel
1 Prise Muskat
4 EL Sahne
$\frac{1}{2}$ EL Petersilie, fein gehackt
$\frac{1}{2}$ El Schnittlauch, fein geschnitten

Haferflocken in einem kleinen Topf mit dickem Boden unter Rühren kurz anrösten, bis ein angenehmer Duft aufsteigt. Mit Gemüsebrühe aufgießen, mit Liebstöckel und Muskat würzen. Suppe zugedeckt auf kleiner Flamme 10 Minuten köcheln. Im Mixer oder mit dem Mixstab fein pürieren und mit Petersilie und Schnittlauch garniert servieren.

Rote Indianerbohnen

Ideale und stilechte Ergänzung zu gefülltem Indianerbrot. Schmecken auch mit Vollkornbrot vorzüglich. Der Arbeitsaufwand ist gering, die Bohnen brauchen aber Zeit. Ein praktisches Gericht, wenn Sie zu Hause beschäftigt sind und ab und zu umrühren können.

Für 3–4 Personen
200 g rote Kidneybohnen, 6 Stunden eingeweicht
800 ml Wasser
3 EL Öl
150 g Zwiebeln, fein gehackt
4 Knoblauchzehen, fein gehackt
2 EL Sojasauce
3 EL Tomatenmark
1 TL Rosenpaprika, edelsüß
1 TL Oregano

Bohnen abgießen, abtropfen lassen, mit kaltem Wasser zum Kochen bringen und zugedeckt 1 Stunde köcheln (im Schnellkochtopf 20–30 Minuten). Die Bohnen sind fertig, wenn sie sich leicht zerdrücken lassen.
Öl in einer Pfanne erhitzen, Zwiebelwürfel und Knoblauch bei milder Hitze 20 Minuten weichdünsten, ab und zu umrühren. Mit Sojasauce, Tomatenmark, Paprika und Oregano vermischen, kurz erhitzen, mit einem Schöpfer Bohnenkochwasser aufgießen. Die Zwiebelmischung unter die Bohnen rühren. Eintopf 10–15 Minuten köcheln, bis die Bohnen von einer sämigen Sauce umgeben sind.

Nudel-Gemüse-Topf

Nudeln in kräftiger Brühe, dazu schön geschnittene Gemüsestückchen. Diese Suppe überzeugt auch, wenn Ihr Kind keinen Appetit hat.

Für 3 Personen
70 g feine Vollkorn-Suppennudeln
Salz
1 EL Öl
¼ Zwiebel, fein gehackt
1 TL Sojasauce
500 ml Gemüsebrühe
100 g Karotten, dünne Scheiben
½ TL Kerbel
50 g tiefgefrorene, junge Erbsen
1 Frühlingszwiebel, feine Ringe

Vollkornnudeln in reichlich Salzwasser kernigweich kochen, abgießen, kalt abspülen und abtropfen lassen.
Öl in einem kleinen Topf erhitzen, Zwiebelwürfel unter Rühren goldgelb braten, mit Sojasauce ablöschen. Sojasauce kurz einkochen, mit Gemüsebrühe aufgießen, Karottenscheiben und Kerbel hinzufügen. Suppe zugedeckt 4 Minuten leicht köcheln, Erbsen hinzufügen, 3 Minuten köcheln. Nudeln unterrühren, nochmals erhitzen, vom Herd nehmen und Zwiebelringe unterrühren.

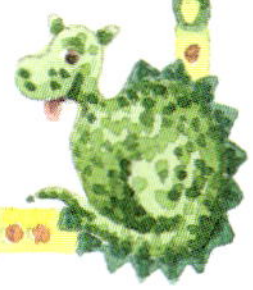

Dodos Gemüsesuppe

Mit Vollkornbrot wird diese nahrhafte Suppe zum Hauptgericht. Wichtig: Die Gemüse dürfen nicht zu weich gekocht sein, sonst verlieren sie die frische Farbe und ihr Aroma.

Für 3–4 Personen
2 EL Olivenöl
1 Zwiebel, fein gehackt
2 Knoblauchzehen, fein gehackt
50 g Sellerie, 1 cm kleine Würfel
100 g Kartoffeln, 1 cm kleine Würfel
100 g Karotten, 5 mm dünne Scheiben
750 ml Gemüsebrühe
$\frac{1}{2}$ TL Thymian
$\frac{1}{2}$ TL Oregano
1 Lorbeerblatt
100 g Brokkoli, sehr kleine Röschen
1 Tomate, sehr kleine Würfel
1 Frühlingszwiebel, feine Ringe
1 $\frac{1}{2}$ EL Basilikum, fein gehackt (auch tiefgefroren)
60 g Parmesan, gerieben

Öl in einem Topf erhitzen, Zwiebelwürfel und Knoblauch 5 Minuten andünsten, ab und zu umrühren, Sellerie- und Kartoffelwürfel und Karottenscheiben dazugeben und unter Rühren 1 Minute braten. Mit Gemüsebrühe aufgießen. Suppe mit Thymian, Oregano und Lorbeerblatt würzen. Zugedeckt 8 Minuten köcheln, die Kartoffeln sollen fast weich sein.
Brokkoli dazugeben, 3–5 Minuten köcheln. Tomatenwürfel unterrühren und 1 Minute köcheln. Vom Herd nehmen und Zwiebelringe und Basilikum untermischen. Käse zur Suppe reichen.

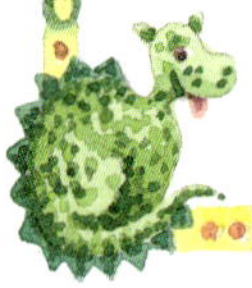

PASTA

Ein Favorit auf der Kinderspeisekarte sind Nudeln. Aber muß es immer mit Tomatensauce sein? Für Kinder anscheinend ja. Nudeln mit roter Sauce entsprechen in idealer Weise der Grundanforderung, die Kinder an ihr Essen stellen: wenige, klar erkennbare Bestandteile. Mein Sohn ging so weit, daß er nichts anrührte, wenn die Sauce schon auf den Nudeln war, »extra die Sauce, und selber drauf tun«. Ein Wunsch, der sich leicht erfüllen ließ.

Es ist im Grunde positiv und förderungswürdig, daß Kinder genau wissen wollen, was aufgetischt wird, und es ist auch erstrebenswert, daß dieser kritische Blick aufs Essen erhalten bleibt. Andererseits: Jahrelang und täglich Nudeln mit roter Sauce?

Gegen das Oft-Nudeln-Essen, vor allem von Vollkornnudeln, ist nichts einzuwenden, denn komplexe Kohlenhydrate, und die liefern Nudeln reichlich, sind wesentlicher Bestandteil einer gesunden Ernährung. Vollkornnudeln müssen nicht nur braun sein, zur Abwechslung gibt es helle Hirse- oder Sojanudeln. Das jedoch hauptsächlich, um die Vorurteile der Erwachsenen gegen braune Nudeln zu besänftigen. Denn Kinder, die von Anfang an Vollkornnudeln gewöhnt sind, essen diese leidenschaftlich gern.

Berücksichtigt man das Bedürfnis nach einem übersichtlichen Essen, besteht sogar die Chance, daß ab und zu eine andere Begleitung als »rote Sauce« für die Nudeln akzeptiert wird. Den Anfang könnten gleichmäßig geschnittene Zucchiniwürfel machen, die unter die Nudeln gemischt werden. Tomatensauce und geriebenen Käse gibt's nach wie vor extra. Der nächste Schritt ist vielleicht gedämpfter Brokkoli, weiße Sauce und Käse – alles in einzelnen Schüsseln serviert, versteht sich. Haben Sie Geduld, auch wenn es Ihr Vorstellungsvermögen heute noch übersteigt, irgendwann verspeist Ihr Kind mit Genuß sämtliche Pastagerichte. Und wenn die Zeit knapp wird, sind auch hin und wieder Nudeln mit roter Sauce dabei.

Spaghetti mit Zucchini und Tomatensauce

Ein gut überschaubares Nudelgericht. Spaghetti mit kleinen Zucchiniwürfeln vermischt, Sauce und Käse extra. Für besonders puristische Kinder gibt es auch die Zucchini extra.

Für 2–3 Personen
250 g Spaghetti
Salz
2 EL Olivenöl
2 Knoblauchzehen, fein gehackt
250 ml passierte Tomaten
$^{1}/_{2}$ TL Oregano
Pfeffer
$^{1}/_{4}$ TL Gemüsebrühwürfel
400 g Zucchini, 5 mm kleine Würfel
1 EL Basilikum, fein gehackt (auch tiefgefroren)
100 g Parmesan, gerieben

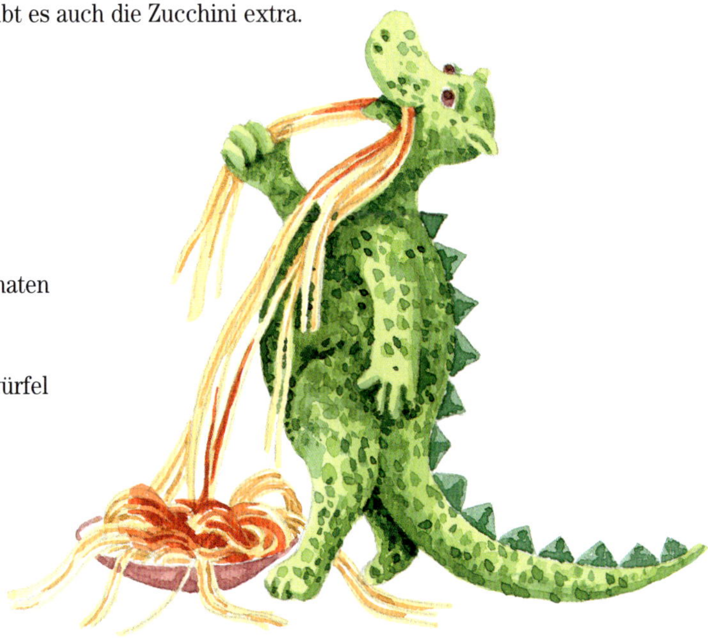

Spaghetti in reichlich Salzwasser al dente kochen. In der Zwischenzeit die Tomatensauce und die Zucchini zubereiten. 1 EL Olivenöl in einem kleinen Topf erhitzen, Knoblauch unter Rühren kurz anbraten, mit passierten Tomaten aufgießen, mit Oregano, Pfeffer und Gemüsebrühe würzen. Die Sauce zugedeckt 3 Minuten köcheln.
1 EL Olivenöl in einer Pfanne erhitzen, Zucchini hinzufügen und unter Rühren 2–3 Minuten braten, die Zucchini sollen knackig bleiben. Zucchini mit den gut abgetropften Spaghetti und Basilikum vermischen. Tomatensauce und Käse getrennt zu den Nudeln reichen.

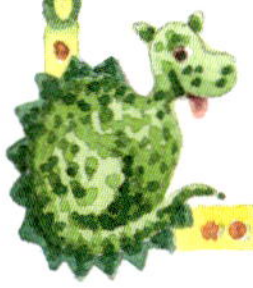

Gebratene Chinanudeln

Kinder und Erwachsene stehen auf gebratene Nudeln. Dieses chinesische Grundrezept ist unkompliziert zubereitet, Sie müssen nur ein paar Minuten rühren. Damit Abwechslung in die Nudelpfanne kommt, ein kleines Omelette backen, in feine Streifen schneiden und über die fertigen Nudeln streuen.

Für 2–3 Personen
1 EL Sojasauce
1 TL Speisestärke
3 EL Wasser
2 El Öl
1 Knoblauchzehe, fein gehackt
$^1/_2$ TL Ingwer, fein gehackt
100 g Karotten, 3 mm feine Stifte
150 g Champignons,
5 mm dünne Scheiben
100 g Lauch, längs halbiert,
3 mm feine Streifen
300 g gekochte Vollkornspaghetti
1 EL gerösteter Sesam (Seite 94)

Sojasauce, Speisestärke und Wasser mit der Gabel zu einer glatten Sauce rühren. Öl in einer Pfanne oder einem Wok erhitzen. Knoblauch und Ingwer hinzufügen, unter Rühren kurz anbraten. Karottenstifte dazugeben, unter Rühren 2 Minuten braten, Champignonscheiben und Lauchstreifen dazugeben, unter Rühren 3–4 Minuten braten, die Gemüse sollen noch knackig sein. Nudeln untermischen, unter Rühren braten, bis die Nudeln heiß sind. Die Sojamischung unterrühren, kurz erhitzen. Nudeln auf einer großen Platte anrichten und mit geröstetem Sesam bestreuen.

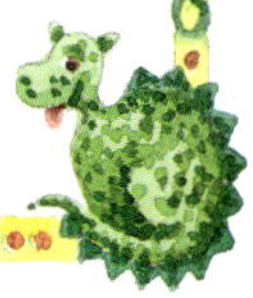

Cremige Pilzsauce

Eine vielseitige Sauce, die auch zu Kartoffelbrei, Hirse oder zu Brokkoli und Karotten aus dem Dampf paßt.

Für 4 Personen
1 EL Butter
1 Zwiebel, fein gehackt
2 EL Petersilie, fein gehackt
200 g Champignons,
dünne Scheiben

$^1/_2$ EL Mehl (Typ 1050)
200 ml Gemüsebrühe
$^1/_2$ TL Basilikum
$^1/_2$ TL Thymian
100 ml Sahne
100 g Parmesan, gerieben

Butter in einem flachen Topf mit dickem Boden schmelzen, Zwiebelwürfel dazugeben, einige Minuten glasig dünsten. Petersilie hinzufügen, kurz andünsten. Mit Mehl bestäuben, gut verrühren, einige Minuten unter Rühren erhitzen. Champignonscheiben untermischen, kurz unter Rühren braten, mit Gemüsebrühe aufgießen und mit Basilikum und Thymian würzen. Zugedeckt 10 Minuten köcheln. Die Sauce mit Sahne im Mixer oder mit dem Mixstab fein pürieren, eventuell durch ein Sieb streichen. Mit der restlichen Petersilie garnieren und mit fein geriebenem Käse zu breiten Nudeln reichen.

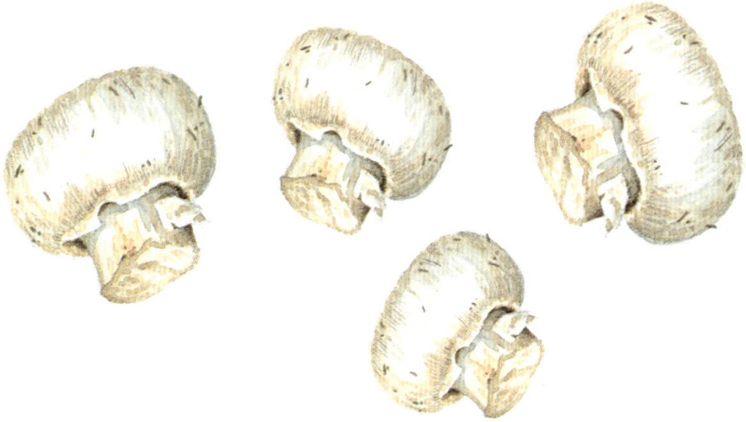

Strahlendrote Paprika-Tomaten-Sauce

Die Sauce mit dem kräftigsten Rot. Eine verführerische Abwechslung zur ewigen Nur-Tomaten-Sauce.

Für 3 Personen
1 rote Paprika
1 EL Olivenöl
2 Knoblauchzehen, fein gehackt
300 ml passierteTomaten
$^{1}/_{4}$ TL Oregano
$^{1}/_{4}$ TL Thymian
$^{1}/_{4}$ TL Basilikum
1 Prise Salz
1 Prise Pfeffer

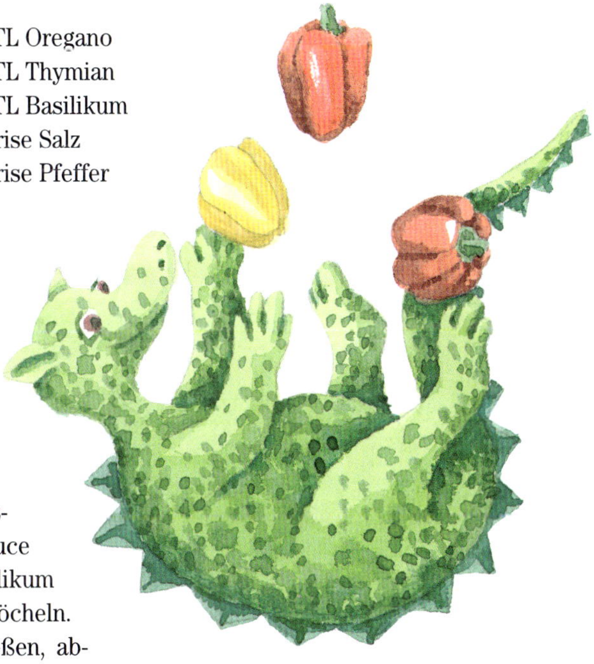

Die ganze Paprikaschote in reichlich kochendes Wasser geben, 20 Minuten zugedeckt köcheln. In der Zwischenzeit die Tomatensauce zubereiten: Olivenöl in einem kleinen Topf erhitzen, Knoblauch kurz unter Rühren anbraten, mit passierten Tomaten aufgießen. Sauce mit Oregano, Thymian und Basilikum würzen, zugedeckt 3 Minuten köcheln. Paprikaschote in ein Sieb abgießen, abtropfen lassen. Stielansatz und Kerne entfernen, Haut abziehen. Paprika in Stücke schneiden, mit der Tomatensauce im Mixer oder mit dem Mixstab fein pürieren. Sauce nochmals kurz erhitzen und mit Salz und Pfeffer abschmecken. Mit geriebenem Käse zu Spaghetti reichen. Schmeckt aber auch hervorragend zu Reis oder Hirse.

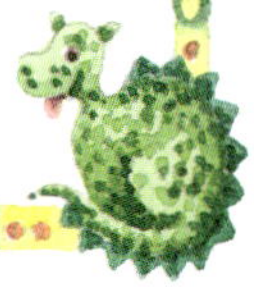

Spin-To-Nudeln

Ein ansehnliches Eßvergnügen. Nudeln vermischt mit Streifen von Blattspinat und Tomatenwürfel – Popye läßt grüßen. Für den Anfang können Sie das Gemüse auch separat reichen.

Für 2–3 Personen
500 g Spinat
Salz
200 g breite Nudeln
4 EL Olivenöl
2 Knoblauchzehen, fein gehackt
4 Tomaten, abgezogen, kleine Würfel
2 Frühlingszwiebeln, feine Ringe
1 Prise Pfeffer
60 g Parmesan, fein gerieben

Tropfnassen Spinat mit etwas Salz zugedeckt in einem großen Topf bei guter Hitze in 2–3 Minuten zusammenfallen und in einem Sieb abtropfen lassen. Spinat in mundgerechte Stücke schneiden. Nudeln in reichlich Salzwasser mit 1 EL Olivenöl al dente kochen. In der Zwischenzeit das restliche Olivenöl in einer großen Pfanne erhitzen. Knoblauch kurz unter Rühren anbraten. Spinat hinzufügen, unter Rühren kurz erhitzen. Die gut abgetropften Nudeln, Tomatenwürfel und Zwiebelringe mit dem Spinat vermischen, mit Salz und Pfeffer abschmecken.
Nudeln auf einer großen Platte anrichten, Parmesan dazu reichen. Mit diesem Nudelgericht harmonieren auch kleine Schafskäsewürfel.

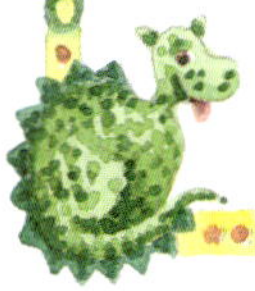

Spätzle

Kinder lieben Spätzle, manche bereits zum Frühstück. Mit einem Spätzlehobel ist diese original süddeutsche Pasta ruck, zuck fertig. Zu den Spätzle schmeckt Drachensauce. Eine preiswerte Leibspeise für die ganze Familie: Käsespätzle, mit reichlich gerösteten Zwiebeln und geriebenem Emmentaler im Ofen überbacken.

Für 4 Personen
400 g Vollkornmehl, fein gemahlen
100–125 ml lauwarmes Wasser
5 Eier
1 Prise Salz

Aus den Zutaten einen weichen Teig rühren. Nur kurz rühren, bis alle Zutaten vermischt sind, sonst werden die Spätzle zäh. Mit einem Spätzlehobel den Teig portionsweise in reichlich kochendes Salzwasser reiben. Die Spätzle haben eine sehr kurze Garzeit. Wenn sie an die Wasseroberfläche schwimmen, nochmals kurz aufkochen und gleich mit dem Schaumlöffel abschöpfen. Spätzle in einem Sieb abtropfen lassen.

Sommer-Spaghetti

Ein blitzschnelles Nudelessen. Die Sauce aus reifen, rohen Tomaten ist die Sommervariante des unschlagbaren Dauerbrenners »Nudeln mit roter Sauce«.

Für 2–3 Personen
400 g Tomaten
2 EL Basilikum, fein gehackt
(auch tiefgefroren)
2 Knoblauchzehen, fein gehackt
4 EL Olivenöl
1 Prise Salz
200 g Vollkornspaghetti
60 g Parmesan, gerieben

Tomaten 2 Sekunden in kochendes Wasser legen, abgießen, Haut abziehen und in sehr kleine Würfel schneiden. Tomatenwürfel, Knoblauch, Basilikum und Salz vermischen, Öl langsam unterrühren. Spaghetti in reichlich Salzwasser al dente kochen, abgießen und abtropfen lassen. Die Sauce mit Käse zu den Spaghetti reichen.

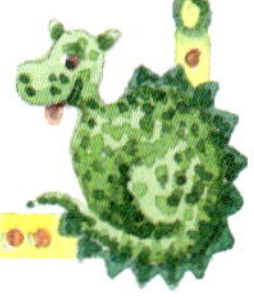

Brokkoli mit Käsesauce

Alles wird getrennt und übersichtlich serviert: Brokkoli, taufrisch und grasgrün aus dem Dampf, weiße Sauce, dazu Nudeln. Jeder stellt sich nach Belieben sein individuelles Nudelgericht zusammen.

Für 4 Personen
50 g Butter
30 g Mehl (Typ 1050)
500 ml Milch
1 TL Gemüsebrühwürfel
1 Prise Muskat
1 Prise Piment
abgeriebene Schale von
$^{1}/_{2}$ unbehandelten Zitrone
100 g Parmesan, gerieben
400 g Brokkoli, kleine Röschen

Butter in einem kleinen Topf schmelzen, Mehl hinzufügen und unter Rühren einige Minuten anschwitzen, bis ein angenehmer Duft aufsteigt. Kochende Milch mit dem Schneebesen einrühren, mit Gemüsebrühe, Muskat, Piment und Zitronenschale würzen. Die Sauce 5 Minuten köcheln, ab und zu umrühren. Wenn die Sauce zu dick wird, noch etwas Milch hinzufügen. Die Hälfte des Parmesans einrühren, Sauce kurz erhitzen und vom Herd nehmen.
Brokkoli zugedeckt in einem Siebeinsatz über Wasserdampf 8–10 Minuten garen. Auf einer Platte anrichten und mit der Sauce und dem restlichen Käse zu breiten Nudeln reichen. Sie können die Sauce auch ohne Käse zubereiten und die Käsedosierung jedem selbst überlassen.

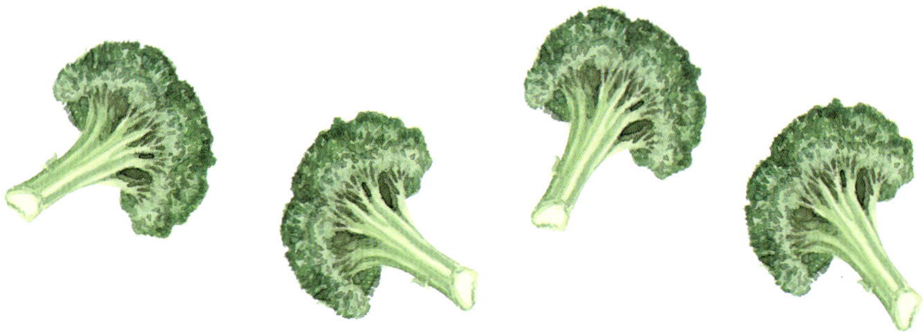

GEMÜSE

Kinder sind geborene Feinschmecker und können deshalb zerkochtes Gemüse von bläßlicher Farbe und seltsamem Geruch nicht ausstehen. Knackfrisch und aromatisch duftend soll Gemüse sein, das Kochen darf man ihm kaum ansehen. Für die tägliche Praxis bedeutet dies, daß Gemüsegerichte kurz und schonend gegart werden müssen. Wunderbar, hier trifft sich das Verlangen nach einem ästhetischen Essen mit dem Wunsch, Kinder gesund zu ernähren und trotzdem nicht lang in der Küche zu stehen. Schnelle und schonende Garmethoden garantieren maximalen Vitamingehalt von Brokkoli, Karotten & Co. sowie minimalen Zeitaufwand der Eltern.

Kochmethode Nr. 1 für zartes Gemüse ist das sanfte Garen über Wasserdampf, nicht zu verwechseln mit dem brutalen Zerkochen unter Druck im Schnellkochtopf. Leuchtende Farben und ein feiner Eigengeschmack zeichnet dampfgeborenes Grünfutter aus, das mit einer würzigen Sauce auf den Tisch kommt. »Weich mit Biß« – der ideale Zustand von gekochtem Gemüse – kann auch durch das Dünsten bei milder Hitze mit etwas Flüssigkeit erreicht werden. Es kommt dabei allerdings, wie immer bei empfindlichen Pflänzchen, auf die Minute an. Temperament erfordert das »Unter Rühren braten« im chinesischen Wok. Das Gemüse muß bei hohen Temperaturen ständig in Bewegung bleiben, dafür sind die Garzeiten extrem kurz und die fertigen Gerichte sehr attraktiv. So verschieden diese drei Kochmethoden auch sind, sie haben eine gemeinsame Voraussetzung zum Erfolg: Das Gemüse muß gleichmäßig kleingeschnitten werden.

Direkt und praktisch wie Kinder sind, essen sie lieber mit den Fingern als mit der Gabel. Champignons mit Hut, bunte Gemüsespießchen und gebratene Auberginenscheiben kommen diesem Bedürfnis entgegen.

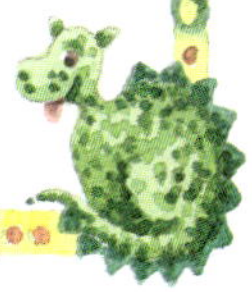

Stäbchen, Blümchen und Kügelchen

Kohlrabi, Karotten und junge Erbsen, perfekt geschnitten und in wenigen Minuten gedünstet: eine Augenweide. Besonders appetitanregend, dabei einfach hergestellt sind Karotten in Blütenform: In die ganzen, geschälten Karotten werden in gleichmäßigen Abständen 5 feine Längskerben geschnitten. Wenn Sie jetzt dünne Scheiben abschneiden, entstehen fünfblättrige Blüten.

Für 2–3 Personen
1 EL Butter
200 g Kohlrabi, Stifte,
4 cm lang, 5 mm breit
100 g Karotten, 5 mm dicke
Scheiben oder Blüten

100 ml Gemüsebrühe
abgeriebene Schale von
$\frac{1}{4}$ unbehandelten Zitrone
100 g tiefgefrorene, junge Erbsen
$\frac{1}{4}$ TL getrocknete Pfefferminze
$\frac{1}{2}$ TL Zitronensaft

Butter in einem flachen Topf mit dickem Boden schmelzen. Kohlrabi und Karotten hinzufügen und unter Rühren 2 Minuten andünsten. Mit Gemüsebrühe aufgießen, mit Zitronenschale würzen, zugedeckt 3 Minuten dünsten.
Erbsen dazugeben, mit Minze würzen und 3 Minuten zugedeckt köcheln. Die Gemüse sollen weich sein, aber noch einen leichten Biß haben. Gemüse vom Herd nehmen, Zitronensaft unterrühren und auf einer Platte anrichten. Dazu paßt Hirse oder Kartoffelbrei.

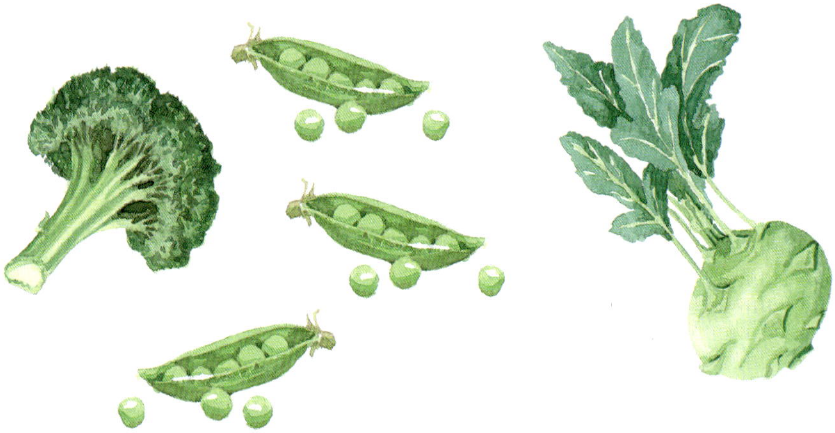

Wok-Gemüse »Blitz und schnell«

Ein einfaches Grundrezept für ein chinesisches Gemüsegericht. Farbenfroh und knackig, so wie's die Kinder mögen.

Für 2–3 Personen
1 EL Sojasauce
2 EL passierte Tomaten
150 ml Wasser, Salz
$^1/_4$ TL Honig
$^1/_2$ EL Speisestärke, 2 EL ÖL
2 Knoblauchzehen, fein gehackt
$^1/_2$ TL Ingwer, fein gehackt
100 g Paprika, 3 mm dünne Streifen
100 g Karotten, 3 mm dünne Stifte
200 g Zucchini, 5 mm dünne Scheiben
2 Frühlingszwiebeln, feine Ringe

Sojasauce, passierte Tomaten, 3 EL Wasser, Honig und Speisestärke mit der Gabel glattrühren. Öl in einer Pfanne oder einem Wok erhitzen, Knoblauch und Ingwer unter Rühren kurz anbraten. Der Knoblauch darf nicht braun werden. Paprikastreifen und Karottenstifte dazugeben, unter Rühren 2 Minuten braten. Zucchinischeiben dazugeben, unter Rühren 2 Minuten braten. Gemüse leicht salzen, mit dem restlichen Wasser aufgießen, zugedeckt 4 Minuten leicht köcheln. Sojamischung unterrühren, kurz aufkochen, bis die Sauce bindet. Frühlingszwiebelringe unterrühren. Gemüse auf einer Platte anrichten und sofort servieren. Dazu Naturreis reichen. Auch dieses Gemüse kann mit geröstetem Sesam garniert werden.

Unter Rühren braten im Wok

Besonders perfekt gelingt pfannengerührtes Gemüse im Wok. Großer Vorteil dieses Kochgeschirrs mit dem runden Boden: Man benötigt wenig Öl, das sehr heiß wird. Die Poren der Gemüsestückchen verschließen sich darum schnell und das Gemüse bleibt knackig frisch. Damit's ein Augen- und ein Gaumenschmaus wird, müssen alle Zutaten ihrer Garzeit entsprechend gleichmäßig kleingeschnitten werden: harte Gemüse wie Karotten in ca. 3 mm dünne Scheiben oder Streifen, weichere Gemüse wie Zucchini oder Pilze in 5 mm dünne Scheiben.

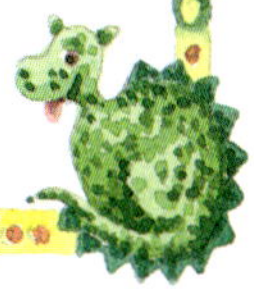

Drachenfutter – Gemüse aus dem Vulkan

Aus dem Dampf, woher sonst kommen Brokkoli und Karotten für kleine Drachen. Gedämpftes Gemüse wird mit würzigen Saucen aufgetischt, und wer mag, ißt mit den Fingern und stippt die Gemüsestückchen ein.
Auch Zucchini, Lauch, Bohnen, Zuckererbsen, Champignons und Wirsing gelingen im Dampf perfekt, behalten ihr feines Eigenaroma und brauchen überhaupt kein Salz.

Für 4 Personen
400 g Karotten, $^1/_2$ cm dicke Scheiben
400 g Brokkoli, kleine Röschen

In einem Topf mit gut schließendem Deckel etwas Wasser zum Kochen bringen. Das Wasser soll ca. 1 cm hoch im Topf stehen. Gemüse in einen Dämpfeinsatz aus Metall geben, Einsatz in das kochende Wasser stellen, es darf den Boden des Einsatzes nicht erreichen. Gemüse zugedeckt 8 Minuten im Dampf garen. Die Gemüse sollen noch einen leichten Biß haben. Zu gedämpftem Gemüse Drachensauce, Hirse, Reis oder Kartoffeln reichen.

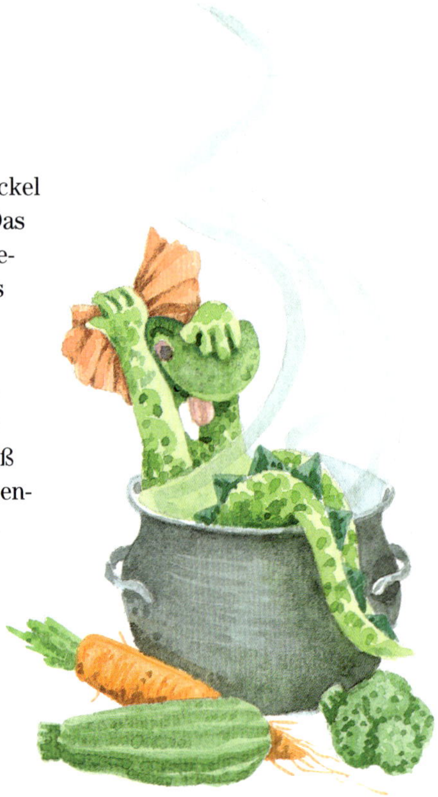

Drachensauce »Dodo«

Kräuterwürzige, angenehm grüne Allroundsauce zu gedämpftem Gemüse, Kartoffelbrei, Ofenkartoffeln, Hirse, Nudeln und Reis. Eignet sich gut zum Einfrieren.

Für 4 Personen
2 EL Butter
1 kleine Zwiebel, fein gehackt
100 g Sellerie, kleine Würfel
1 Bund Petersilie, gehackt
300 ml Gemüsebrühe
1 gute Prise Muskat
1/2 TL Basilikum
1/4 TL Thymian
Pfeffer
abgeriebene Schale von
1/4 unbehandelten Zitrone
1 EL Zitronensaft
2 EL Crème fraîche

Butter in einem kleinen Topf mit schwerem Boden erhitzen. Zwiebelwürfel 5 Minuten glasig dünsten, Selleriewürfel hinzufügen, einige Minuten andünsten, die Hälfte der Petersilie dazugeben, kurz andünsten. Mit Gemüsebrühe aufgießen, mit Muskat, Basilikum, Thymian, Pfeffer und Zitronenschale würzen. Zugedeckt 10 Minuten köcheln. Die Sauce mit Zitronensaft und Crème fraîche im Mixer fein pürieren.

Grüner Spargel mit Zitronenbutter

Das ideale Kindergemüse, weil es mit den Fingern gegessen werden muß.

Für 1–2 Personen
500 g grüner Spargel
Salz
Zitronenbutter:
3 EL geschmolzene Butter
1/2 EL Zitronensaft
1 Prise Salz

Spargelenden etwas abschneiden. Spargel in reichlich Salzwasser in 15–20 Minuten weich mit Biß kochen, mit einem Schaumlöffel aus dem Topf heben, abtropfen lassen. Spargel auf einer Platte anrichten. Butter mit Zitronensaft verrühren, leicht salzen und zum Spargel reichen.

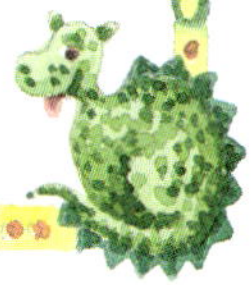

Zupf-Artischocke

Man mag's kaum glauben, aber Kinder mögen Artischocken, nicht zuletzt wegen der handfesten Eßweise. Blättchen für Blättchen wird in die Sauce gestippt und ausgelutscht. Zum Schluß wird der Artischockenboden von lästigen Härchen befreit, in die Sauce getaucht und abgebissen.

Für 1 Person
1 Artischocke, Salz
Zitronenbutter (Seite 91)
$^1/_2$ Knoblauchzehe, fein gehackt

Artischockenstiel etwas abschneiden, Artischocke zugedeckt in reichlich kochendem Salzwasser je nach Größe 25–35 Minuten kochen. Mit dem Schaumlöffel aus dem Topf heben und abtropfen lassen. Zitronenbutter mit Knoblauch vermischen, in einem kleinen Schälchen zur Artischocke reichen.

Champignons mit Hut

Gefüllte Champignons aus dem Ofen. Die würzige Käsefüllung wird beim Backen fest, so daß die gut behüteten Pilze auch mit den Fingern gegessen werden können.

Für 2–3 Personen
400 g große Champignons (12 Stück)
2 Scheiben Vollkorntoast, zerkrümelt
4 EL Emmentaler, fein gerieben
1 EL Zwiebel, fein gehackt
1 EL Petersilie, fein gehackt
1 Ei
1 Prise Muskat
1 Prise Salz, Pfeffer
2 TL Butter, 1 TL Öl

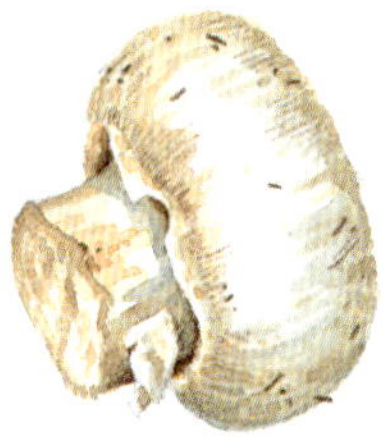

Die Stiele der Champignons entfernen (für eine Cremesuppe verwenden). Vollkorntoast, Käse, Zwiebelwürfel, Petersilie und Ei mit der Gabel gut vermischen, mit Muskat, Salz und Pfeffer abschmecken. Die Masse in die Pilzköpfe füllen und obenauf ein Butterflöckchen geben. Ein Backblech mit Öl bestreichen, Champignons nebeneinander auf das Blech setzen und im vorgeheizten Ofen bei 200 Grad in 15–18 Minuten überbacken.

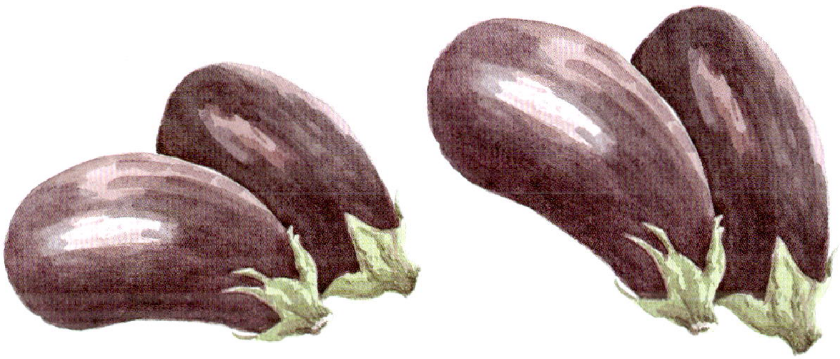

Gebackene Auberginenscheiben

Ein schnelles Sommeressen, dazu Vollkornbrot, Gemüsestäbchen und Dip-Sauce. Gut schmecken gebratene Auberginenscheiben mit Tomatensauce zu Nudeln oder Reis.

Für 1–2 Personen
200 g Auberginen,
1 cm dicke Scheiben
150 ml Olivenöl
1 Ei, verquirlt
2 EL Mehl (Typ 1050)

Öl in einer kleinen Pfanne erhitzen, das Öl soll 1 cm hoch in der Pfanne stehen. Auberginen zuerst im Ei, dann im Mehl wenden. Auberginen bei mittlerer Hitze auf beiden Seiten je 4–5 Minuten goldgelb backen. Auf Küchenkrepp etwas abtropfen lassen und sofort servieren.

Gemüsespießchen

So macht Gemüse essen Freude. Gemüsespießchen aus dem Backofen lassen sich gut vorbereiten und eignen sich darum für Einladungen.

Für 4 Personen
300 g Zucchini,
2 cm dicke Scheiben
2 gelbe Paprika,
2 cm breite Streifen
3 Tomaten, große Schnitze
1 kleine Zwiebel,
1/2 cm breite Ringe
12 Champignons, halbiert
3 EL Olivenöl
1 Knoblauchzehe,
fein gehackt
1/4 TL Basilikum
1/4 TL Thymian
1/4 TL Oregano
1 Prise Pfeffer

Gemüse abwechselnd auf ca. 10 cm lange Spießchen stecken (gut geeignet sind etwas längere Zahnstocher). Öl, Knoblauch, Basilikum, Thymian, Oregano und Pfeffer verrühren. Spießchen rundum mit der Ölmischung bestreichen, nebeneinander auf ein Backblech legen, im vorgeheizten Ofen bei 200 Grad insgesamt 20 Minuten backen, nach 10 Minuten einmal umdrehen. Die Spießchen auf einer großen Platte anrichten und dazu Feuersauce reichen.

Feuersauce

Feurig ist nur der Name dieser milden Sauce.

Für 4 Personen
200 ml passierte Tomaten
4 EL Sauerrahm
1 TL Essig
2 TL Zitronensaft
1/4 TL Honig
1 Prise Salz
1 Prise Pfeffer

Alle Zutaten mit dem Handrührgerät zu einer glatten Sauce vermischen.

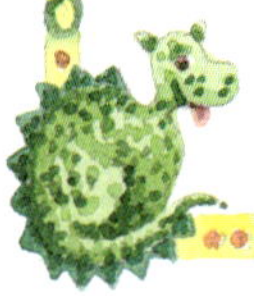

Knusperkraut mit Sesam

Feinst geschnittene Krautstreifen unter Rühren schnell gebraten, mit gerösteten Sesamkörnern bestreut, da riskieren auch Gemüsemuffel einen Bissen – und wollen mehr.

Für 1–2 Personen
1 EL ungeschälter Sesam
1 EL Sojasauce
3 EL Wasser
1 TL Speisestärke
1 EL Öl
1 Knoblauchzehe, fein gehackt
1/2 TL Ingwer, fein gehackt
150 g Weißkraut, 3 mm feine Streifen
50 g Karotte, 3 mm dünne Stifte

Sesam in einer trockenen Pfanne kurz unter Rühren anrösten. Wenn die Körner anfangen hochzuspringen, sofort vom Herd nehmen. Sojasauce, Wasser und Speisestärke mit der Gabel glattrühren.
Öl in einer Pfanne oder einem Wok erhitzen. Ingwer und Knoblauch kurz unter Rühren anbraten. Der Knoblauch darf nicht braun werden, er wird sonst bitter. Kraut und Karotten hinzufügen und unter Rühren 4 Minuten braten. Das Gemüse muß sehr knackig bleiben. Sojamischung dazugeben, unter Rühren noch 1 Minute erhitzen. Gebratenes Kraut auf einer Platte anrichten und mit Sesam bestreuen.

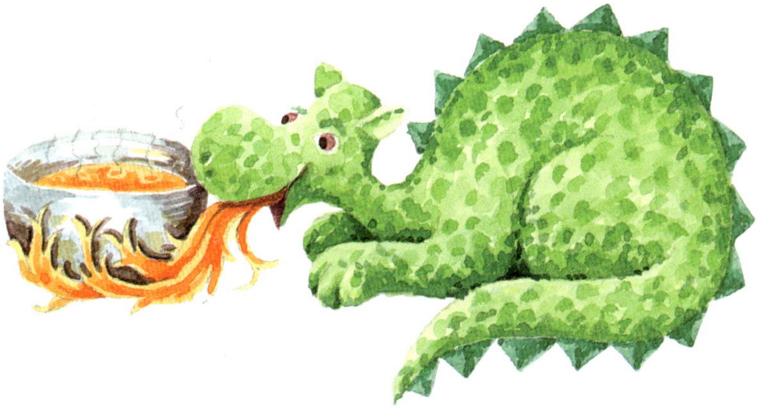

HERZHAFTES AUS GETREIDE UND KARTOFFELN

Italienische Pizza, mexikanische Tortillas – deftig sind die Leibspeisen unermüdlicher kleiner Rabauken. Was sich auf den ersten Blick liest wie die Speisekarte eines multikulturellen Fast-food-Lokals, erweist sich bei näherer Betrachtung als gesundes Kraftfutter. Aus Vollkornmehl zubereitet, mit Käse, Gemüse und Salat, sind Pizzas und mexikanische Tortillas kein Junk-food, sondern ein vollwertiges Essen, das alle Nährstoffe im richtigen Verhältnis enthält: üppig komplexe Kohlenhydrate, eine gute Menge Eiweiß und nicht zu viel Fett.

Pizza grundsätzlich immer, die Geister scheiden sich jedoch am »Was ist drauf«. Kleine Puristen mögen nur Tomatensauce und Käse. Bei manchen Kindern darf es durchaus etwas Gemüse sein. Ganz Mutige bestehen auf Zwiebeln, Knoblauch und Pfefferoni. Bewährt hat sich auf jeden Fall ein dünner Teig, nicht zu viele verschiedene Zutaten und schön übersichtlich. Sehr praktisch: Bei Pizzas kann jede Ecke anders belegt werden, so kommen alle auf ihre Kosten.

Mexikanische Tortillas aus Weizenmehl – das echte Indianerbrot. In meiner Laufbahn als Köchin habe ich Tausende dieser dünnen Fladen gebacken, im Restaurant, Kindergarten, in Schulen, bei Kochkursen für Kinder, selbstverständlich auch zu Hause. Und ich habe immer wieder festgestellt: Von gefüllten Indianerbroten sind alle begeistert, vom Kleinkind bis zur Großmutter.

Kartoffeln haben neben Vollkorngetreide einen Stammplatz auf einer gesunden Speisekarte. Als fettarme Alternative zu Pommes schätzen Kinder knusprige Ofenkartoffeln. Samtweiches Kartoffelpüree eignet sich hervorragend zum Landschaftsbau auf dem Teller, und Pellkartoffeln mit Kräuterquark, Rettungsanker, wenn Zeit und Ideen ausgehen, kommen immer gut an. Kartoffelchips? Zum Vergessen, zu salzig, zu fett, vollkommen denaturiert. Für Kartoffelchips gibt es nur einen Rat: keine zu Hause haben, dann werden sie auch nicht gegessen.

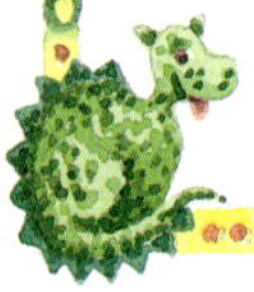

Kartoffelpüree

Selbstgemacht schmeckt es besser. Mit dem Löffel eine kleine Kuhle ins Püree drücken, die mit Drachensauce gefüllt wird, wie ein Vulkankrater mit Regen. Beim Essen stellt sich dann die spannende Frage, wie lange der Kartoffeldamm hält.

Für 4 Personen
800 g mehlige Kartoffeln
125 ml Milch
1 Prise Salz
1 Prise Muskat
2 EL Butter

Kartoffeln in der Schale weich kochen. Geschälte Kartoffeln mit der Kartoffelpresse durchpassieren. Milch erhitzen, mit Salz und Muskat würzen. Milch und Butter unter die Kartoffeln rühren.
Kartoffelpüree schmeckt auch mit geriebenem Käse im Ofen überbacken.

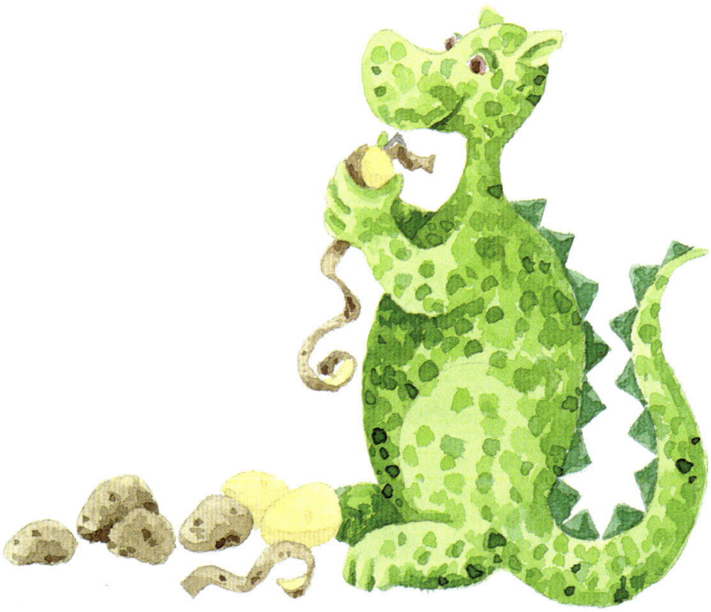

Chinesischer Gemüsereis mit Tofu

Fein geschnittenes Gemüse, Tofu und Reis unter Rühren gebraten. Ein attraktives Blitzgericht.

Für 1–2 Personen
50 g Tofu, 1 cm große Würfel
2 TL Sojasauce
1 EL Öl
50 g Karotten, 3 mm dünne Stifte
50 g Paprika, 3 mm feine Streifen
50 g Zucchini, 5 mm kleine Würfel
150 g gekochter Naturreis
1 Frühlingszwiebeln, feine Ringe

Tofu mit Sojasauce 10 Minuten marinieren, in einem kleinen Sieb abtropfen lassen, Sojasauce auffangen. Öl in einem Wok oder einer Pfanne erhitzen, Karottenstifte und Paprikastreifen unter Rühren 2 Minuten braten. Zucchini- und Tofuwürfel hinzufügen, unter Rühren 2 Minute braten. Reis untermischen. Unter Rühren braten, bis der Reis heiß ist, mit der restlichen Sojasauce würzen. Gebratenen Reis mit Zwiebelringen garniert servieren. Auch dazu paßt gerösteter Sesam (Seite 94).

Ofenkartoffeln

Aus der Schale mit den Fingern gegessen, so schmecken Kartoffeln. Dazu gibt es Gemüsestäbchen mit einem Dip oder Kräuterquark mit fein geriebenen Karotten. Ofenkartoffeln lassen sich auch in großen Mengen problemlos zubereiten. Ein guter Tip für den Kindergeburtstag.

Für 1 Person
3–4 kleine Kartoffeln
1 Prise Salz
1–2 TL Butter

Kartoffeln längs durchschneiden und nebeneinander auf ein Backblech setzen. Schnittflächen leicht salzen, ein Butterflöckchen darauf setzen. Kartoffeln im vorgeheizten Ofen bei mittlerer Hitze 20 Minuten backen.

Hirserisotto

Gelbe Hirse, grüne Erbschen, zart gewürzt mit Zitrone und Minze: Das kann sich schmecken und sehen lassen. Auch Hirse wird erst mit Vollendung des ersten Lebensjahres serviert.

Für 4 Personen
1 EL Butter
$^1/_2$ Zwiebel, fein gehackt
500 ml Gemüsebrühe
250 g Hirse
1 gute Prise Muskat
1 TL Basilikum
1 TL Liebstöckel
1 Lorbeerblatt
abgeriebene Schale von
$^1/_4$ unbehandelten Zitrone
200 g tiefgekühlte junge Erbsen
$^1/_2$ Bund Petersilie,
fein gehackt
einige Blättchen frische Minze,
fein gehackt

Butter in einem flachen Topf mit dickem Boden erhitzen. Zwiebelwürfel in 5 Minuten glasig dünsten, mit Gemüsebrühe aufgießen und zum Kochen bringen. Hirse einstreuen, mit Muskat, Basilikum, Liebstöckel, Lorbeerblatt und Zitronenschale würzen. Zugedeckt auf kleiner Flamme 5 Minuten köcheln und im vorgeheizten Ofen bei 100 Grad 25 Minuten ausquellen lassen.
Erbsen in einem Sieb über Wasserdampf zugedeckt 3 Minuten garen. Erbsen unter die Hirse mischen. Risotto 5 Minuten im Ofen durchziehen lassen, mit der Gabel auflockern, Kräuter untermischen.
Sehr gut schmeckt dazu fein geriebener Parmesan. Wenn Ihr Kind ein Saucenfan ist, gibt es dazu Drachensauce oder Tomaten-Paprika-Sauce.

Pizza – Grundrezept

Keine Angst vorm Pizzateig. Der Hefeteig ist problemlos zusammengeknetet, äußerst robust und hält sich gut verschlossen einen Tag im Kühlschrank (1 Stunde vor der Weiterverarbeitung herausnehmen).

Für 4–6 Personen

Teig:
(für 2 runde Backformen
ca. 26 cm Durchmesser)
500 g feines
Weizenvollkornmehl
1 Päckchen Trockenhefe
$^{1}/_{2}$ TL Salz
200 ml lauwarmes Wasser

Tomatensauce:
(für 2 runde Backformen)
1 kg geschälte Tomaten
aus der Dose, Stücke
1 Lorbeerblatt
1 TL Oregano
1 TL Thymian
Salz
je 1 EL Olivenöl für die Backformen

Für den Teig Mehl, Hefe und Salz vermischen. Das Wasser nach und nach dazugeben und in 10 Minuten einen geschmeidigen Teig kneten. Teig mit einem Tuch bedeckt an einem warmen Platz 1–1 $^{1}/_{2}$ Stunden gehen lassen. Er soll auf das doppelte Volumen anwachsen. Oder mit der Küchenmaschine: Sämtliche Zutaten in die Rührschüssel geben und auf höchster Stufe in 5 Minuten einen geschmeidigen Teig kneten.
Für die Tomatensauce in einem flachen Topf Tomaten mit Lorbeerblatt, Oregano, Thymian und einer Prise Salz zum Kochen bringen. In ca. 15 Minuten zu einer dicken Sauce einkochen. Ab und zu umrühren, nicht zudecken. Lorbeerblatt entfernen.
2 Backbleche mit Olivenöl ausstreichen. Teig kurz durchkneten, teilen und auf einer bemehlten Fläche 2 runde Pizzaböden ausrollen. Damit der Teig unbeschadet vom Tisch auf das Backblech kommt, Teigplatte leicht mit Mehl bestäuben, in der Hälfte zusammenfalten, in die Form legen, auseinanderfalten. Den Teigrand (er soll 1 cm hochstehen) leicht festdrücken.

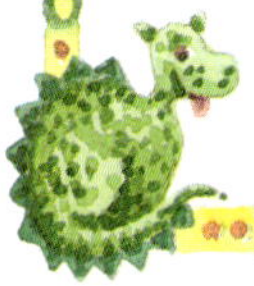

Pizza »Ohne nix«

Die Käsemenge kann stark variieren, von 0 bis 200 Gramm.

Für 4–6 Personen
1 Rezept Pizzateig (Seite 100)
1 Rezept Tomatensauce
(Seite 100)
0 bis 200 g Emmentaler, fein gerieben
1 TL Basilikum
2 EL Olivenöl

Teig und Sauce wie Grundrezept. Pizzaböden mit Tomatensauce bestreichen, mit Käse und Basilikum bestreuen, mit Olivenöl beträufeln. Pizzas im vorgeheizten Ofen bei guter Hitze 20 Minuten backen und sofort servieren.

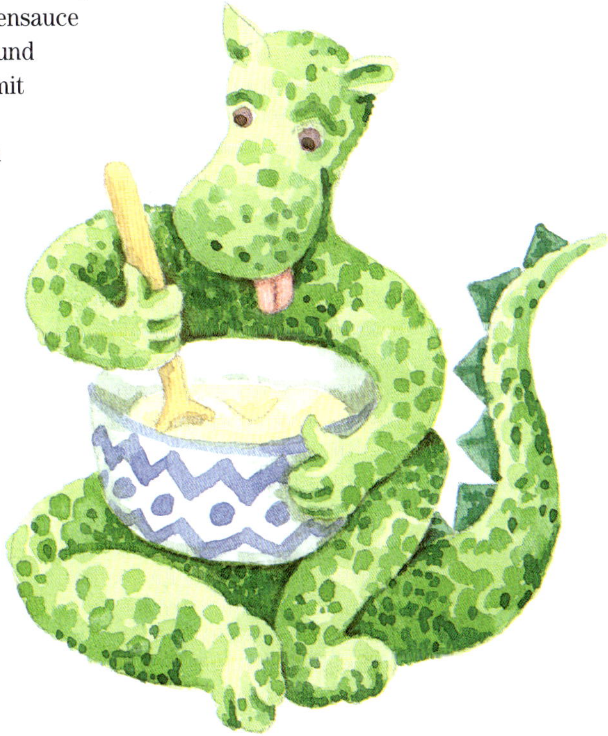

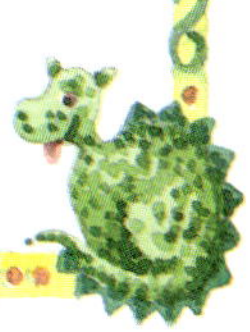

Pizza »Etwas mehr«

Besonders beliebt sind Minipizzas, gerade so groß wie eine Untertasse.

Für 4–6 Personen
1 Rezept Pizzateig (Seite 100)
1 Rezept Tomatensauce (Seite 100)
300 g Mozarella,
dünne Scheiben
200 g Emmentaler, fein gerieben
1 rote Paprika, dünne Ringe
1 gelbe Paprika, dünne Ringe
250 g Champignons, Scheiben
20 schwarze Oliven
1 TL Basilikum
4 EL Olivenöl

Teig und Sauce wie Grundrezept. Pizzaböden mit Tomatensauce bestreichen, mit Mozarellascheiben belegen und mit Emmentaler bestreuen. Paprikaringe, Champignonscheiben und Oliven gleichmäßig darauf verteilen, mit Basilikum bestreuen und mit Olivenöl beträufeln. Pizzas im vorgeheizten Ofen bei guter Hitze 20 Minuten backen, sofort servieren.

Pizza »Tollkühn«

Für 4–6 Personen
1 Rezept Pizzateig (Seite 100)
1 Rezept Tomatensauce (Seite 100)
1 Zwiebel, feine Ringe
6 Knoblauchzehen,
dünne Scheiben
4 Pfefferoni, dünne Ringe
200 g Emmentaler, fein gerieben
100 g Parmesan, fein gerieben
2 TL Kapern
1 TL Basilikum
$\frac{1}{2}$ TL Thymian
4 EL Olivenöl

Teig und Sauce wie Grundrezept. Pizzaböden mit Tomatensauce bestreichen, Zwiebelringe, Knoblauch und Pfefferoni darauf verteilen. Mit Emmentaler, Parmesan, Kapern, Basilikum und Thymian bestreuen, mit Olivenöl beträufeln. Pizzas im vorgeheizten Ofen bei guter Hitze 20 Minuten backen und sofort servieren.

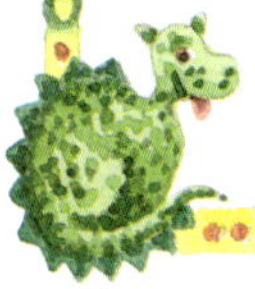

Indianerbrot – Tortillas

Mexikanische Tortillas aus feinem Weizenvollkornmehl gelingen perfekt. Das Rezept sieht auf den ersten Blick kompliziert aus, ist es aber nicht. Bereits kleine Kinder lernen das Tortillabacken im Nu und sind begeistert bei der Sache. Tortillas eignen sich zum Einfrieren und können einzeln in der Pfanne aufgetaut werden. Zum Backen brauchen Sie eine gußeiserne Pfanne.

Für 16 Brote
300 g Vollkornmehl,
fein gemahlen
100 g Weizenmehl (Typ 1050)
60 ml Öl
$^{1}/_{2}$ TL Salz
200–250 ml lauwarmes Wasser

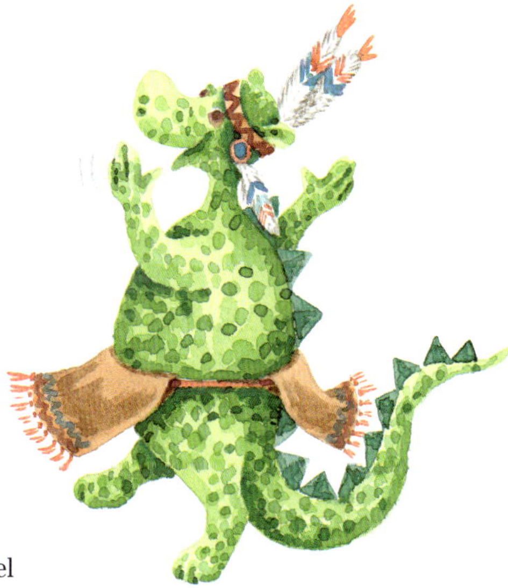

Mehl, Öl und Salz in einer Schüssel vermischen, Wasser langsam dazugießen und in 10 Minuten einen festen Teig kneten. Die Konsistenz ist richtig, wenn der Teig nicht mehr an den Händen kleben bleibt. Teig 20 Minuten zugedeckt ruhen lassen. Mit der Teigknetmaschine alle Zutaten in die Rührschüssel geben, mit der geringeren Wassermenge beginnen.
In 5 Minuten auf höchster Stufe einen festen Teig kneten.
Aus dem Teig 16 Kugeln formen. Die Kugeln auf einem bemehlten Teller leicht plattdrücken. Mit dem Nudelholz dünne, runde Fladen ausrollen (ca. 16 cm Durchmesser). Während des Ausrollens die Fladen immer wieder wenden, damit sie nicht ankleben.
Eine trockene, gußeiserne Pfanne auf mittlerer Flamme erhitzen. Tortillas auf beiden Seiten 1–2 Minuten backen, bis sie kleine, hellbraune Punkte bekommen. Fertige Tortillas in ein feuchtes Küchentuch einschlagen, damit sie weich bleiben.

Gefülltes Indianerbrot

Ein tolles Essen, das bei uns das Wunschgericht (nicht nur der Kinder) an Weihnachten und Geburtstagen ist. Die Tortillas werden nochmal kurz erhitzt, mit oder ohne Käse. Danach füllt jeder seine Tortilla nach Lust und Laune: mit Tomaten- und Gurkenscheiben, Paprikastreifen, Frühlingszwiebelringen, Salatblättern und Indianersauce. Diese Zutaten stehen zur Selbstbedienung auf dem Tisch. Soll es besonders echt und nahrhaft sein, gibt es auch Indianerbohnen.Tortillas werden aus der Hand gegessen – wie sonst? Auch Winnetou hatte keine Gabel dabei.

Für 3–4 Portionen
8 Tortillas (Seite 103)
300 g junger Gouda, gerieben
$^1/_4$ Gurke, feine Scheiben
$^1/_2$ rote Paprika, feine Streifen
2 Tomaten, kleine Schnitze
2 Frühlingszwiebeln, feine Ringe
8 Salatblätter, mundgerechte Stücke
Indianersauce (unten)
eventuell Indianerbohnen (Seite 76)

Käse auf den Tortillas verteilen. Tortillas zum Halbkreis zusammenklappen und in einer gußeisernen Pfanne oder auf dem Tischgrill backen, bis der Käse geschmolzen ist. Tortillas aufklappen, mit den restlichen Zutaten füllen. Wieder zusammenklappen und sofort essen. Wenn kein Käse erwünscht ist, Tortilla nur kurz auf beiden Seiten erhitzen und dann füllen.

Indianersauce

Größere Kinder essen die Indianersauce gern pikant. Für diesen Fall etwas fein gehackte Chilischote in die Sauce rühren.

Für 4–6 Personen
$^1/_2$ TL Oregano
300 g Tomaten, sehr kleine Würfel
1 kleine Zwiebel, fein gehackt
1 Knoblauchzehe, fein gehackt
1 Prise Salz

In einer trockenen Pfanne Oregano kurz anrösten, bis ein angenehmer Duft aufsteigt. Alle Zutaten dazugeben und gut vermischen.

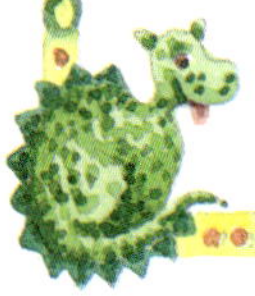

KALTE SÜSSSPEISEN

Zerstören Sie Ihre Bemühungen um ein gesundes Essen nicht mit klebrigsüßen Desserts. Gesunde Süßspeisen kommen mit wenig Honig und wenig braunem Zucker aus, denn reife Früchte sorgen für natürliche Süße und verwöhnen mit viel Eigengeschmack. Erdbeeren sind eben nicht nur süß, sondern auch erdbeerig, Pfirsiche unnachahmlich pfirsichhaft, Mangos schmecken unverwechselbar. Nachspeisen aus reifen Früchten sind eine Symphonie der Aromen – zuckersüße Kleisterdesserts ein überlauter Paukenschlag, der empfindliche Geschmacksnerven taub macht.

Null Zeit oder null Lust, ein Dessert zu machen? Überhaupt kein Problem! Dann gibt es zum Nachtisch, wie in südlichen Urlaubsländern, eine Schale mit frischem Obst. Je nach Jahreszeit tiefrote Kirschen, winzige Johannisbeeren, dicke Birnen, Äpfel, Bananen, Melonen, Feigen. Bringen Sie Ihrem Kind das Obstessen bei, denn rohe Früchte enthalten genau wie Gemüse neben den Vitaminen auch sekundäre Pflanzenstoffe, beide steigern die Abwehrkräfte und fördern die Gesundheit.

Nutzen Sie beim Obst die Angebote der Saison. Reife Früchte aus der unmittelbaren Umgebung sind vitaminreicher, aromatischer, saftiger – und preiswerter. Im Winter bringen tiefgekühlte Beeren Abwechslung auf den Dessertteller.

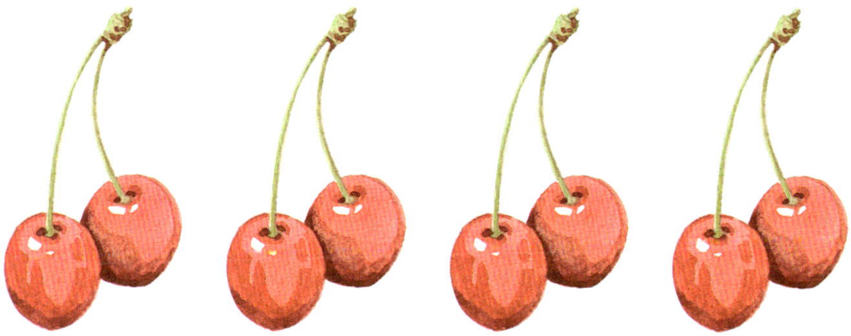

Pippi Langstrumpfs Obstsalat

Mit Mandelcreme »Ruck, zuck« ein Spitzendessert.

Für 4 Personen
Saft von 1 Orange
1 TL Honig
300 g Erdbeeren, halbiert
2 Bananen, dünnc Scheiben
200 g frische Ananas, kleine Stücke

Orangensaft mit Honig verrühren und mit den Früchten vermischen. Zum Obstsalat Mandelcreme (Seite 107) reichen.

Mandarinencreme

Eine köstliche Creme auf der Basis von frisch gepreßtem Mandarinensaft. Mandarinen lassen sich wie Orangen auspressen.

Für 4 Personen
500 ml Mandarinensaft
30 g Speisestärke
50 g brauner Zucker
1 gute Prise Zimt
200 ml Sahne
1 TL Naturvanillezucker

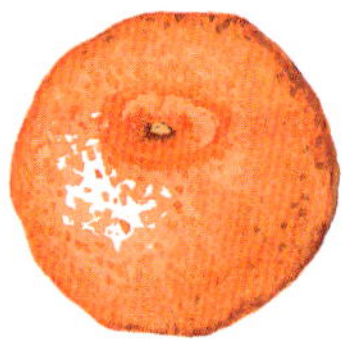

Mandarinensaft, Speisestärke, Zucker und Zimt in einem kleinen Topf mit dem Schneebesen verrühren. Die Flüssigkeit unter Rühren zum Kochen bringen, kurz aufkochen und sofort vom Herd nehmen. Creme in eine kalt ausgespülte, abgetrocknete Schüssel gießen. Wenn sie etwas abgekühlt ist, 1–2 Stunden im Kühlschrank kalt stellen. Sahne mit Vanillezucker sehr steif schlagen und unter die Mandarinencreme heben.

Mandelcreme »Ruck, zuck«

Ob jung oder älter, jeder liebt Mandelcreme. Dieses begnadete Dessert ist dank Mandelmus in wenigen Minuten zubereitet. 100 Prozent reines Mandelmus aus ungeschälten, gerösteten Mandeln gibt es im Naturkostgeschäft. Die üppige Mandelcreme reicht man zu Beeren, kleingeschnittenen Früchten oder Obstsalat.

Für 4 Personen
100 g Joghurt
1 EL Honig
2 EL Mandelmus
100 ml Sahne
1 Päckchen Naturvanillezucker

Joghurt, Honig und Mandelmus mit dem Handrührgerät glattrühren. Sahne mit Vanillezucker sehr steif schlagen und unter die Mandelcreme heben.

Apfelmus

Auch beim einfachsten Rezept gibt es noch eine Verbesserung. So färbt frisch gepreßter Orangensaft das Apfelmus appetitlich gelb.

Für 2–3 Personen
500 g Äpfel, geschält, kleine Stücke
4 EL Wasser
1 Prise Zimt
1 Nelke
abgeriebene Schale von $^{1}/_{4}$ unbehandelten Zitrone
1 EL Honig
Saft von $^{1}/_{2}$ Orange

Apfelstücke mit Wasser, Zimt, Nelke und Zitronenschale in einen kleinen Topf mit dickem Boden geben. Zugedeckt auf kleiner Flamme ca. 10 Minuten köcheln, dabei ab und zu umrühren. Die Äpfel sollen weich sein, dürfen aber nicht zerfallen. Nelke entfernen. Äpfel mit Honig und Orangensaft im Mixer oder mit dem Mixstab pürieren oder durch ein Sieb streichen.

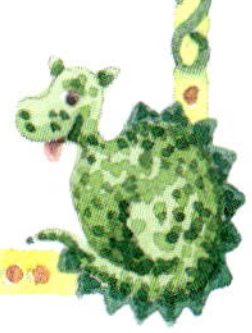

Weiße Wölkchen am Pfirsichhimmel

Gelbe Pfirsichsauce, darauf weiße Quarkwölkchen und rosarote Himbeeren. Zur Abwechslung gibt es zu den Quarkwölkchen auch Aprikosen-, Erdbeer- oder Mangosauce.

Für 4 Personen

Quarkwölkchen:
200 g Quark
1 EL Honig
2 EL Joghurt
1 TL Naturvanillezucker
1 Prise Zimt
125 ml Sahne

Pfirsichsauce:
500 g Pfirsiche, Stücke oder abgetropfte, ungezuckerte Pfirsiche aus der Dose
Saft von 1 Orange
1 TL Zitronensaft
2 EL Honig

Garnierung:
100 g Himbeeren

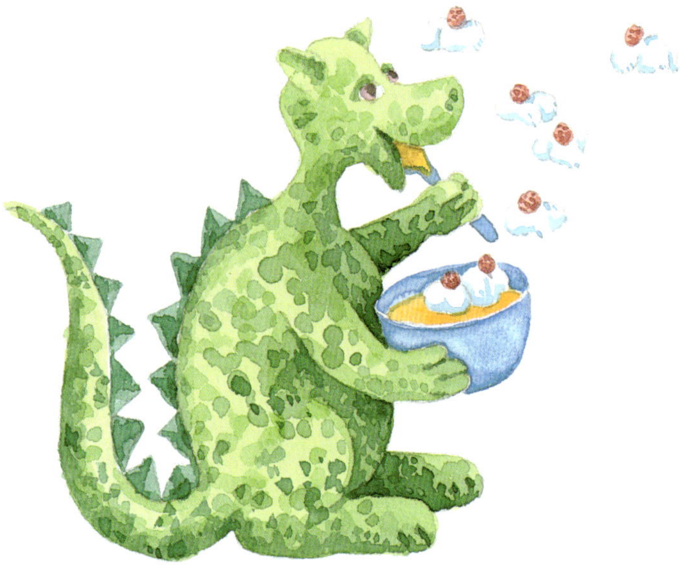

Quark mit Honig, Joghurt, Vanille und Zimt glattrühren. Sahne sehr steif schlagen und unter die Quarkcreme heben. Kalt stellen.
Pfirsiche mit Orangensaft, Zitronensaft und Honig im Mixer oder mit dem Mixstab fein pürieren, durch ein Sieb passieren.
Das Dessert wird portionsweise angerichtet: Auf einem flachen Teller einige Löffel Fruchtsauce verteilen, so daß der Tellerboden bedeckt ist. Aus der Quarkmasse mit zwei Eßlöffeln kleine Klößchen abstechen, in die Pfirsichsauce setzen. Himbeeren auf der Sauce verteilen.

Beerensalat mit Vanillecreme

Spielend leicht sind die leckersten Cremes mit Naturvanillezucker zubereitet. Naturvanillezucker enthält nur Zucker und gemahlene Vanilleschoten. Achten Sie beim Einkauf auf die Zutatenliste.

Für 3–4 Personen
Beerensalat:
150 g Himbeeren
150 g Brombeeren oder
300 g tiefgefrorene
Himbeeren, aufgetaut
1 Banane, dünne Scheiben
4 Aprikosen, kleine Schnitze
Saft von 2 Orangen
Vanillecreme:
200 g Quark
2 EL Joghurt
1 EL brauner Zucker (Demerara)
2 TL Naturvanillezucker
125 ml Sahne

Früchte in eine Schüssel geben, mit Orangensaft vermischen. Quark, Joghurt, Zucker und Vanillezucker mit dem Handrührgerät zu einer glatten Creme verrühren. Sahne sehr steif schlagen und unter die Quarkcreme mischen. Vanillecreme zum Beerensalat reichen.

Sonne, Mond und Sterne – Fruchtgelee

Fruchtsaft oder Fruchtpüree werden kurz mit Agar Agar, einem natürlichen, rein pflanzlichen Geliermittel aufgekocht, die Flüssigkeit in Förmchen für Weihnachtsplätzchen gegossen und bis zur Erstarrung in den Kühlschrank verfrachtet.
Besonders grandios wirkt das Gelee aus dem Förmchen auf einer farblich kontrastierenden Fruchtsauce: Orangensternchen auf Erdbeersauce, rosa Himbeerbäumchen auf strahlend gelber Mangosauce.

Für 4 Personen
1 $^{1}/_{2}$ TL Agar Agar Pulver
3 EL Wasser
500 ml Orangen- oder Mandarinensaft
2 El Honig

Agar Agar Pulver mit Wasser glattrühren. Saft mit Honig zum Kochen bringen. Agar Agar mit dem Schneebesen einrühren, kurz aufkochen. Kalt ausgespülte, abgetrocknete Plätzchenförmchen nebeneinander in eine flache Form legen. Die Flüssigkeit etwas stocken lassen, in die Plätzchenförmchen gießen. Gelee in zwei Stunden im Kühlschrank festwerden lassen.
Oder die gesamte Flüssigkeit in eine flache Form gießen, Gelee festwerden lassen, auf ein Brett stürzen und in Würfel schneiden.
Für das Fruchtgelee können Sie auch Ananas, Himbeeren, Erdbeeren oder Pfirsiche im Mixer pürieren, durch ein Sieb streichen und mit Orangensaft und Honig vermischen. Als Grundrezept gilt immer 500 ml Flüssigkeit, 1–2 El Honig und 1 $^{1}/_{2}$ TL Agar Agar Pulver.

Die ganze Schüssel für Dodo – Pfirsichcreme

Für 2–3 Personen
300 g Pfirsiche, Stücke oder abgetropfte, ungezuckerte Pfirsiche aus der Dose
1 EL Honig
1 TL Zitronensaft
1 Prise Zimt
200 g Mascarpone
1 TL Naturvanillezucker

Pfirsiche mit Honig, Zitronensaft und Zimt mit dem Mixstab fein pürieren, durch ein Sieb streichen. Mit Mascarpone und Vanillezucker verrühren.

Erdbeerreis

Eine sättigende Süßspeise, die im Winter gut mit tiefgefrorenen Erdbeeren zubereitet werden kann. Schmeckt besonders gut mit Vollkorn-Süßreis (gibt's im Naturkostgeschäft).

Für 3–4 Personen
150 g Naturreis (Rundkorn)
200 ml Wasser
200 ml Milch
2 EL brauner Zucker (Demerara)
abgeriebene Schale von ½ unbehandelten Zitrone
100 ml Sahne
1 TL Naturvanillezucker
300 g Erdbeeren

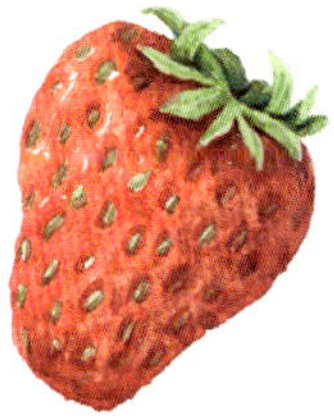

Reis mit Wasser und Zitronenschale zum Kochen bringen, zugedeckt 25 Minuten köcheln. Milch und 1 Eßlöffel Zucker unterrühren, auf kleiner Flamme 20 Minuten köcheln, bis alle Flüssigkeit verkocht ist. Reis abkühlen lassen. Sahne mit Vanillezucker sehr steif schlagen und unter den Reis heben. Erdbeeren mit dem restlichen Zucker im Mixer oder mit dem Mixstab pürieren und durch ein Sieb streichen. Erdbeersauce zum Reisdessert reichen oder schichtweise Dessert und Sauce in Gläsern anrichten.

Lecker-Schlecker-Eis

Es läßt sich kaum verhindern, irgendwann bricht bei jedem Kind die Eises-Lust aus. Das Eis-Schlecken zu verbieten, wäre sinn- und herzlos. Denn auch beim alljährlichen Eltern-Kind-Eis-Konflikt gilt: Kreativ, nicht restriktiv werden Kinder zu gesunden Genießern erzogen. Natur pur heißt es darum auch beim Fruchteis. Die Zubereitung ist nicht aufwendig, eine Eismaschine nicht erforderlich. Fruchtpüree und Honig werden vermischt, die Flüssigkeit gefroren: in Eiskugelfolien, in Schleckeisförmchen oder in den Plätzchenförmchen von der Weihnachsbäckerei. Die Idee mit den Förmchen stammt von meinem Sohn Moritz, der unbedingt das Eismachen lernen wollte.

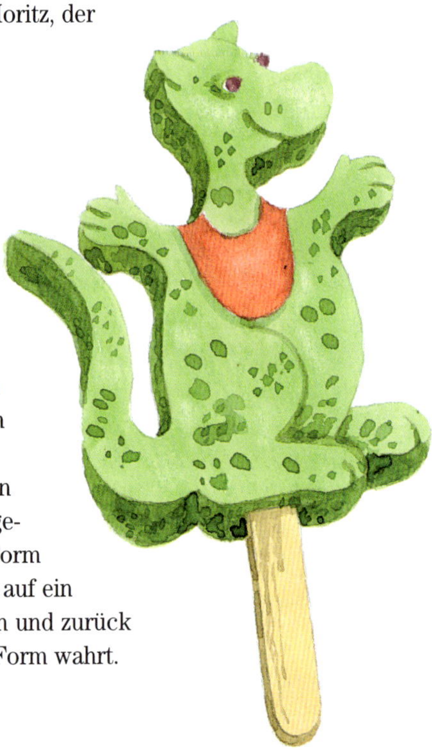

Für 4 Personen
400 g Pfirsiche, Aprikosen,
Ananas oder Mango, Stücke
100 ml frisch gepreßter Orangensaft
3 EL Honig

Früchte mit Orangensaft und Honig im Mixer pürieren, durch ein Sieb streichen und die Flüssigkeit in Eiskugelfolie oder in Schleckeisförmchen gießen. 2 Stunden in das Tiefkühlfach legen.
Wenn das Eis als glitzernde Sterne, Tierchen und Bäumchen serviert werden soll, die gesamte Flüssigkeit zuerst in einer flachen Form etwas anfrieren lassen. Plätzchenförmchen auf ein Backblech legen, angefrorenes Eis einfüllen und zurück in die Tiefkühltruhe geben, bis das Eis die Form wahrt.

WARME SÜSSSPEISEN

Man muß nicht immer viel Arbeit investieren, um gut zu speisen. Mit diesem Vorurteil bringt man sich um jede Menge Eßerlebnisse. Auch attraktive warme Desserts, bei deren Anblick die zustimmenden Ahs und Ohs am Tisch ertönen, müssen keine hochkomplizierte Angelegenheit sein. Apfelschaum auf roter Sauce mit Mandelcreme oder gebackene Bananen mit Erdbeersauce: blitzschnell und einfach sind diese süßen Leckerbissen zubereitet. Damit können Sie Ihre Lieben auch an einem ganz normalen und oft stressigen Werktag verwöhnen.

Aus Vollkorngetreide, Milch und Eiern werden warme Süßspeisen auch zu nahrhaften Hauptgerichten. Quarkknödel, Apfelschmarrn und Waffeln – da können kleine und große Naschkatzen kaum widerstehen, obwohl bei ihrer Zubereitung an Zucker und Honig gespart wird. Womit eindrucksvoll bewiesen wäre, daß eine erfolgreiche süße Küche nicht von der Zuckermenge abhängt, sondern vom geschickten Einsatz natürlicher Geschmacksverstärker.

Vanille verströmt ihr rundes Aroma bis ins letzte Grießkorn. Nelke, nur in Spuren, weckt den Appetit. Zimt, weich und geheimnisvoll, wirkt im Hintergrund. Zitrone läßt das Wasser im Munde zusammenlaufen und bringt Leben in süße Gerichte, prickelnde Frische durch ein Teelöffelchen Saft und/oder etwas abgeriebene Schale. Denn so widersprüchlich es auch klingen mag, durch die fein dosierte Säure der Zitrone brauchen Süßspeisen weniger Zucker und Honig.

Das Tüpfelchen auf dem i sind kalte Saucen aus rohen Früchten und Beeren, die zu warmen, süßen Genüssen gereicht werden. Fruchtsaucen beieindrucken mit leuchtenden Farben und vollem Aroma, sie sorgen dafür, daß auch bei warmen Süßspeisen die Vitamine und sekundären Pflanzenstoffe nicht zu kurz kommen. Die Zubereitung der Fruchtsaucen ist denkbar einfach, die Wirkung grandios: Kleingeschnittenes Obst oder Beeren werden mit etwas Orangensaft im Mixer oder mit dem Mixstab fein püriert.

Gebratene Bananen mit Erdbeersauce

Gelingt auch mit gefrorenen Erdbeeren und ist daher ein willkommenes Winterdessert.

Für 3 Personen
300 g Erdbeeren, halbiert
1 TL Honig
3 EL Orangensaft
3 Bananen, längs halbiert
1 EL Butter

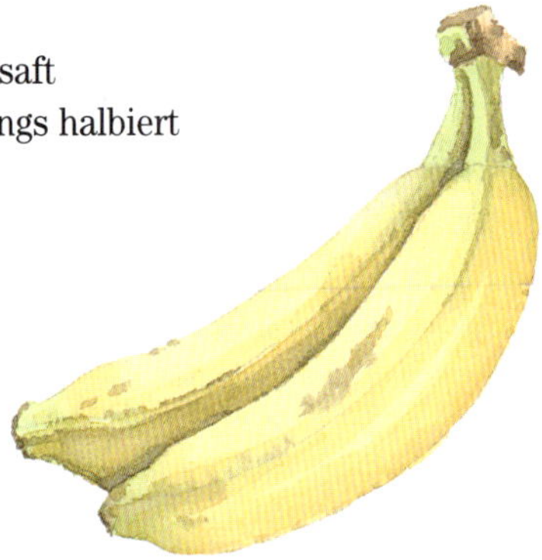

Erdbeeren (gefrorene Erdbeeren aufgetaut) mit Honig und Orangensaft im Mixer oder mit dem Mixstab pürieren, durch ein Sieb streichen. Butter in einer Pfanne erhitzen und Bananen auf beiden Seiten ca. 3 Minuten braten.
Bananen mit Erdbeersauce servieren.

Aprikosen-Orangen-Sauce

Eine Wintersauce aus eisenreichen, getrockneten Aprikosen und Orangensaft.

Für 4 Personen
100 g getrocknete, ungeschwefelte Aprikosen, Stücke
125 ml heißes Wasser
abgeriebene Schale von $^1/_2$ unbehandelten Zitrone
Saft von 2 Orangen
1 TL Zitronensaft

Aprikosen mit heißem Wasser übergießen und 30 Minuten einweichen. Aprikosen, Einweichwaser, Zitronenschale, Orangen- und Zitronensaft im Mixer oder mit dem Mixstab auf höchster Stufe fein pürieren, eventuell durch ein Sieb streichen.

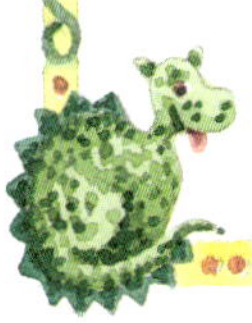

Quarkknödel mit Fruchtsauce

Mit Quarkknödel fühlen sich Kinder und Erwachsene auf das Beste versorgt. Die Zubereitung könnte einfacher nicht sein: Alle Zutaten in die Rührschüssel geben und das Handrührgerät einschalten.

Für 4 Personen
250 g Quark
70 g feiner Vollkorngrieß
1 Ei
2 TL Naturvanillezucker
1 EL weiche Butter
$^1/_4$ TL Zimt
abgeriebene Schale von
$^1/_4$ unbehandelten Zitrone
Salz
1 Rezept Erdbeer-, Mango-
oder Aprikosen-Orangen-Sauce

Quark, Grieß, Ei, Vanillezucker, Butter, Zimt und Zitronenschale mit dem Handrührgerät zu einer glatten Masse verrühren. Reichlich Salzwasser zum Kochen bringen, mit 2 Eßlöffeln Klößchen abstechen und im leicht kochenden Wasser 9–11 Minuten ziehen lassen. Mit dem Schaumlöffel aus dem Topf heben, etwas abtropfen lassen.
Fruchtsauce auf einem großen, flachen Teller verteilen, die Klößchen sternförmig auf die Fruchtsauce setzen.

Mangosauce

Für 3–4 Personen
1 reife Mango, kleine Stücke
Saft von 2 Orangen
1 TL Zitronensaft

Alle Zutaten im Mixer oder mit dem Mixstab pürieren.

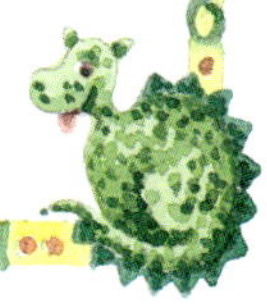

Knusperwaffeln

Mit einem elektrischen Waffeleisen am Tisch gebacken, sind die Knusperwaffeln ein gemütliches Koch- und Eßerlebnis: als warmes, süßes Hauptgericht, Sonntagsfrühstück, statt Kuchen am Nachmittag. Dazu gibt es Blaupünktchencreme mit Heidelbeeren oder eine Fruchtsauce.

Für 4 Personen
100 g Butter
4 Eier
250 g feines Vollkornmehl
350 ml lauwarme Milch
$^1/_2$ TL Salz
1 TL Backpulver
Öl
Puderzucker

Butter mit dem Handrührgerät schaumig rühren, mit Eigelb, Mehl, Milch und Salz zu einer glatten Masse vermischen. Eiweiß sehr steif schlagen und unter den Teig heben. Backpulver untermischen.
Waffeleisen dünn mit Öl einstreichen (nur einmal vor der ersten Waffel) und erhitzen. Einen kleinen Schöpfer Teig in die Mitte geben, Waffeleisen zuklappen und knusprige Waffeln backen. Waffeln sofort mit Puderzucker bestreuen. Werden die Waffeln nicht unmittelbar nach dem Backen gegessen, fertige Waffeln auf ein Kuchengitter geben, denn auf dem Teller verlieren sie sofort ihre Knusprigkeit.

Knallrosa Sauce

Für 4 Personen
300 g Himbeeren
(auch tiefgefroren)
100 ml Sahne
1 EL brauner Zucker

Alle Zutaten im Mixer pürieren und die Sauce durch ein Sieb streichen.

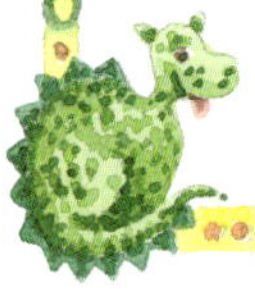

Blaupünktchencreme

Heidelbeeren sitzen als kleine Pünktchen auf einer strahlendweißen Sauce. Damit dieser Effekt gelingt, zuerst nur die Creme zubereiten und unmittelbar vor dem Servieren die Beeren auf der Creme verteilen. Nicht mehr umrühren, sonst verschwimmen die blauen Pünktchen.

Für 4 Personen
250 g Joghurt
2 EL brauner Zucker (Demerara)
100 ml Sahne
150 g Heidelbeeren (auch tiefgefroren)

Joghurt mit Zucker glattrühren. Sahne sehr steif schlagen und mit dem Rührlöffel unter den Joghurt mischen. Creme in eine große, flache Schüssel gießen. Erst unmittelbar vor dem Servieren die Beeren auf der Creme verteilen. Tiefgefrorene Beeren erst auf einem großen, flachen Teller auftauen. Sie dürfen dabei nicht übereinander liegen, sonst werden sie zerquetscht und ziehen Saft.

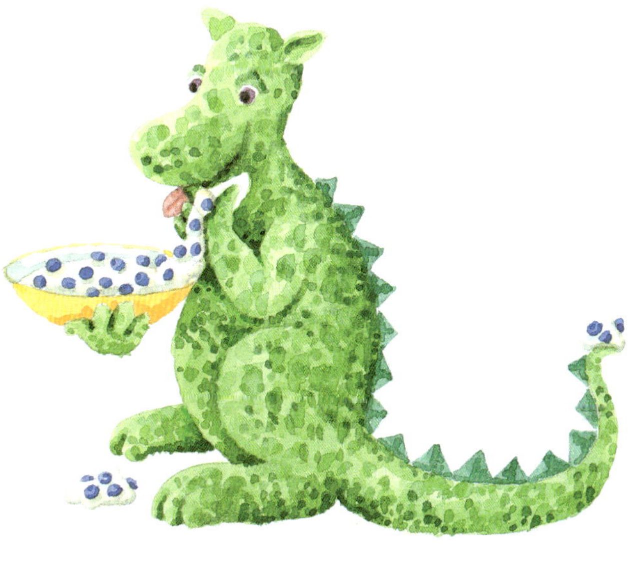

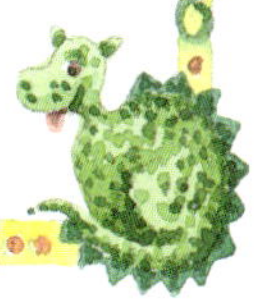

So ein Apfelschmarrn

Ein Pfannkuchenteig, mit Apfelstückchen und Eischnee vermischt, wird nach dem Anbraten in mundgerechte Stücke zerrupft. Mit Fruchtsauce ein begehrtes süßes Hauptgericht und ein nahrhaftes Dessert für den großen Hunger.

Für 3–4 Personen
2 EL Puderzucker
1 TL Zimt
3 Eier
150 g Vollkornmehl
300 ml Milch
1 Prise Salz
200 g säuerliche Äpfel, feine Scheibchen
Öl

Puderzucker und Zimt vermischen. Mit dem Handrührgerät Eigelb, Mehl, Milch und Salz zu einem glatten, dünnen Teig verrühren. Apfelscheiben untermischen. Eiweiß sehr steif schlagen und unter den Teig heben.
Eine gußeiserne oder beschichtete Pfanne dünn mit Öl ausstreichen und erhitzen, einen Schöpfer Teig in die Pfanne gießen. Bei mittlerer Hitze einen dicken Pfannkuchen auf einer Seite goldbraun backen, wenden.
Damit der Schmarrn locker wird, den Pfannkuchen auch auf der anderen Seite kurz backen, mit dem Rührlöffel in Stücke zerteilen und backen, bis der Teig durch ist. Ab und zu umrühren. Mit dem restlichen Teig genauso verfahren. Den Schmarrn im vorgeheizten Ofen bei 50 Grad auf einer Platte warm halten, bis der ganze Teig aufgebraucht ist. Mit Zimtzucker bestreut servieren. Dazu Aprikosen-Orangen- (Seite 114) oder Mangosauce (Seite 115) reichen. Schmeckt auch gut mit Blaupünktchencreme (Seite 117).

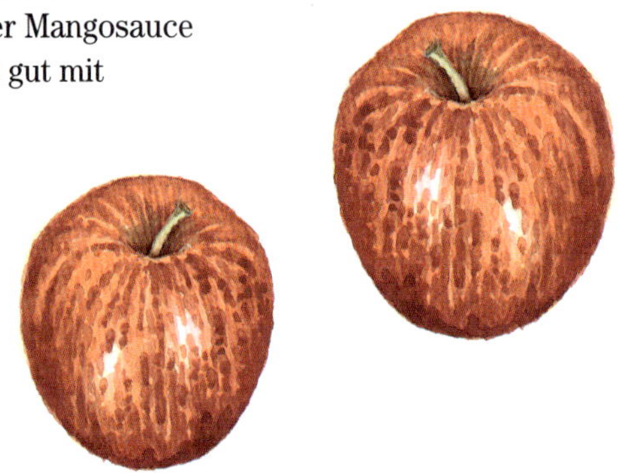

Apfelschaum auf roter Sauce

Schaumig gedämpfte Apfelschnitze auf Blutorangensaft, dazu Mandelcreme: Ein attraktives Dessert, das jedes Festmahl abrundet und dabei höchst einfach zuzubereiten ist.

Für 4 Personen
4 geschälte Äpfel, Viertel
Saft von 2–3 Blutorangen
1 Rezept Mandelcreme (Seite 107)

Apfelschnitze zugedeckt 3–5 Minuten in einem Siebeinsatz über Wasserdampf garen. Orangensaft auf Dessertteller gießen und die Apfelschnitze sternförmig darauf verteilen. Mandelcreme dazu reichen

Mandel-Grieß-Auflauf

Für 4 Personen
200 g Mandeln, abgezogen
300 ml Milch
60 g feiner Vollkorngrieß
1 Prise Zimt
abgeriebene Schale von
½ unbehandelten Zitrone
2 EL brauner Zucker (Demerara)
2 Eier
1 EL Butter

Mandeln und Milch im Mixer auf höchster Stufe sehr fein pürieren. Mandelmilch mit Grieß, Zimt, Zitronenschale, Zucker und Eigelb gut verrühren. Eiweiß sehr steif schlagen und unter die Grießmasse heben. Eine flache Form mit 1 TL Butter ausfetten, Masse hineingießen und die restliche Butter darauf verteilen. Auflauf bei 200 Grad 35 Minuten backen. Dazu Aprikosen-Orangen- (Seite 114) oder Erdbeersauce (Seite 114) reichen.

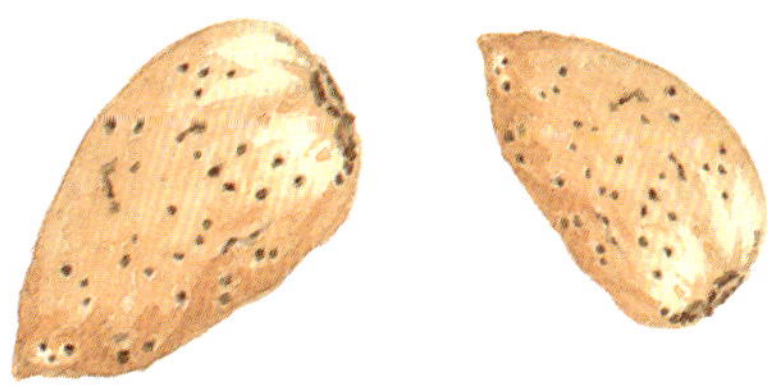

KUCHEN

Kleine und große Kinder mögen selbstverständlich auch Kuchen und Torten: knuspriger Apfelkuchen, füllige Himbeerroulade, die imposante Geburtstagstorte, auf der sich zart-rosarote Creme und saftige Erdbeeren türmen. Eines haben diese Backwerke gemeinsam: Sie sind alle aus feinst gemahlenem Vollkornmehl zubereitet und enthalten wenig Zucker. Trotzdem fällt auch Vollkorn-Skeptikern beim Genuß dieser süßen Stückchen nicht das abschreckende Wörtchen »gesund« ein, sondern nur kurz und bündig »Noch ein Stück, bitte!«
Kinder sind ganz wild darauf, in der Küche mitzuarbeiten, und nichts schmeckt besser als Selbstgebackenes. Hefezopfteig eignet sich perfekt für den erfolgreichen Einstieg in das Bäckerhandwerk. Der (schon fertige) Teig läßt sich leicht kneten, klebt nicht an und ist das ideale Material für kunstvoll geformte Zöpfchen, Kringel und Figuren.

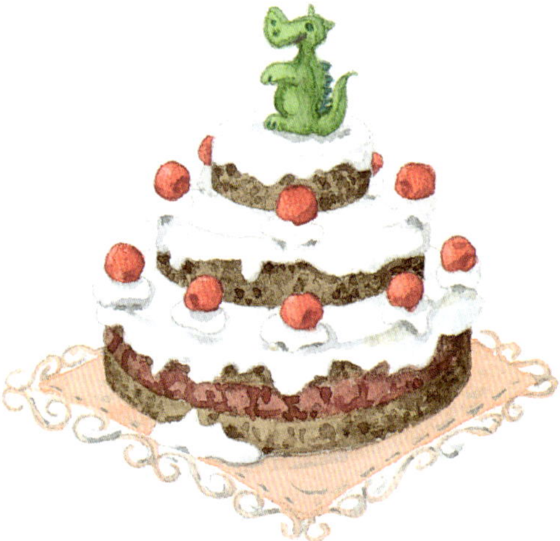

Hefezopf (ohne Rosinen)

Mit einer Teigknetmaschine ist dieser Hefeteig das schnelle Werk von einigen kurzen Minuten.

500 g feines Vollkornmehl
1 Päckchen Trockenhefe
70 g brauner Zucker (Demerara)
100 g weiche Butter, Stücke
1 Ei
1 TL Naturvanillezucker
abgeriebene Schale von
$^{1}/_{2}$ unbehandelten Zitrone
180–200 ml lauwarme Milch
Butter fürs Backblech
1 Eigelb
2 EL Mandelblättchen

Wenn Sie eine Teigknetmaschine haben, alle Zutaten in die Rührschüssel geben und in 5 Minuten einen geschmeidigen Teig kneten lassen. Aber es funktioniert auch von Hand: Mehl, Hefe, Zucker, Butter, Ei, Vanillezucker und Zitronenschale in eine große Schüssel geben. Milch langsam dazugießen, mit dem Rührlöffel vermischen, in 10 Minuten einen weichen, geschmeidigen Teig kneten. Der Teig hat die richtige Beschaffenheit, wenn er weder bröselig ist noch an den Händen klebenbleibt. Ist der Teig zu trocken, etwas Milch dazugeben, ist er zu weich, etwas Mehl untermischen.
Teig zugedeckt an einem warmen Ort 1 $^{1}/_{2}$ Stunden gehen lassen, er soll auf sein doppeltes Volumen anwachsen. Teig nochmals kurz durchkneten, in drei gleichgroße Stücke teilen, mit den Händen drei dreißig Zentimeter lange Teigwürste ausrollen. Einen Zopf flechten, auf ein mit Butter bestrichenes Backblech legen und 5 Minuten gehen lassen. Eigelb verrühren, Zopf mit Eigelb bestreichen, mit Mandeln bestreuen und im vorgeheizten Ofen bei 180 Grad im unteren Ofendrittel 25–30 Minuten backen. Auf einem Kuchengitter auskühlen lassen.

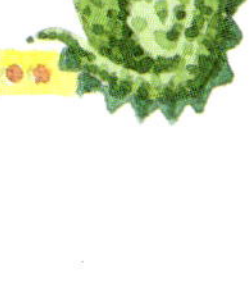

Dodo bäckt's – allen schmeckt's: Apfelkuchen

Knusprig frisch aus dem Ofen – ein Gedicht. Der Teig ist schnell zusammengeknetet und gelingt immer. Gut verschlossen hält er sich einen Tag im Kühlschrank. 1 Stunde vor der Weiterverarbeitung herausnehmen.

Für 2 Kuchen
Teig:
300 g Vollkornmehl, fein gemahlen
100 g weiche Butter, kleine Stücke
80–100 ml lauwarme Milch
$^1/_2$ TL Salz
1 Päckchen Trockenhefe

Für 1 Kuchen
Belag:
1 TL Butter für die Backform
$^1/_2$ Rezept mürber Hefeteig
500 g säuerliche Äpfel, kleine Schnitze
2 EL brauner Zucker (Demerara)
120 g Sauerrahm
2 Eier
1 TL Naturvanillezucker
$^1/_4$ TL Zimt

Für den Teig alle Zutaten in die Rührschüssel geben, mit dem Knethaken in 5 Minuten, von Hand in 10 Minuten einen geschmeidigen, festen Teig kneten. Mit der geringeren Milchmenge beginnen, bei Bedarf mehr Milch hinzufügen. Teig an einem warmen Ort zugedeckt 1 Stunde gehen lassen.
Eine Springform (ca. 26 cm Durchmesser) mit Butter ausstreichen. Teig dünn ausrollen und in die Form legen. Teigrand 3 cm hoch stehen lassen. Kuchenboden eng mit Apfelschnitzen belegen, mit 1 EL Zucker bestreuen.
Sauerrahm, Eier, Vanillezucker, Zimt und restlichen Zucker glattrühren, über die Äpfel gießen. Kuchen im vorgeheizten Ofen 40–45 Minuten bei 200 Grad backen. Dazu Joghurt-Sahne-Creme (S. 123) reichen.

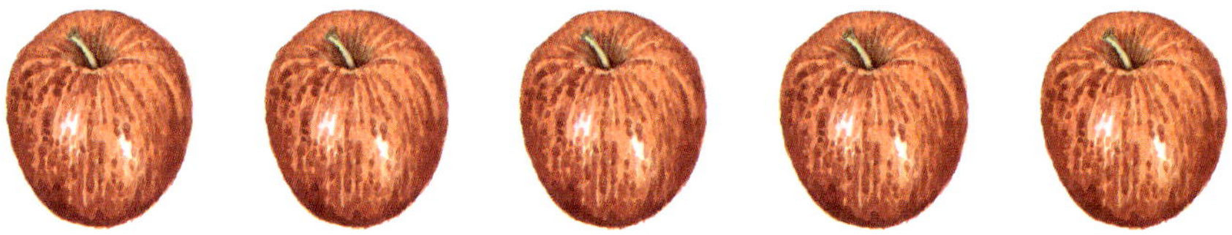

Joghurt-Sahne-Creme

Statt Schlagsahne zu Obstkuchen, schmeckt frischer.

Für 4 Personen
100 g Sahne
200 g Joghurt (1 % Fett)
1 Päckchen Naturvanillezucker

Sahne sehr steif schlagen. Joghurt und Naturvanillezucker dazugeben und mit dem Rührlöffel vermischen.

Vollkornbisquit – Grundrezept

Für 2 Kuchenböden
Backpapier
5 Eier
70 g Honig
100 ml frisch gepreßter Orangensaft
abgeriebene Schale von
½ unbehandelten Zitrone
170 g Vollkornmehl, fein gemahlen
1 TL Backpulver
1 Prise Salz

Eine Springform mit ca. 26 cm Durchmesser mit Backpapier auslegen.
Eigelb und Eiweiß trennen. Eigelb mit dem Handrührgerät schaumigrühren. Honig hinzufügen und einige Minuten rühren, bis eine hellgelbe, dicke Creme entsteht. Orangensaft und Zitronenschale unterrühren, Mehl und Backpulver untermischen. Eiweiß mit wenig Salz sehr steif schlagen und unter die Bisquitmasse heben.
Teig in die Backform gießen, im vorgeheizten Ofen bei mittlerer Hitze (180 Grad) 25–30 Minuten backen. Wenn der Bisquit zu dunkel wird, mit Backpapier abdecken. Bisquit auf ein Kuchengitter stürzen. Backpapier abziehen, auskühlen lassen. Mit einem großen Messer längs durchschneiden.

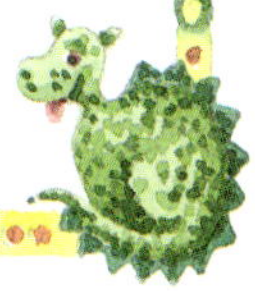

Der allerbeste Erdbeerkuchen

Sahne, frische Erdbeeren, Bisquit – sonst nichts. Mein Lieblingskuchen als Kind – und immer noch. Die Erdbeeren dazu brachte die Großmutter schüsselweise aus dem Garten.

1 Bisquitboden (Seite 123)
500 g Erdbeeren
200 ml Sahne
1 Päckchen Naturvanillezucker

Kuchenboden auf eine Platte geben und mit Erdbeeren kreisförmig dicht belegen. Kleine Erdbeeren bleiben ganz, große werden halbiert. Sahne mit Vanillezucker sehr steif schlagen und auf die Erdbeeren streichen. Sofort essen.
Der Kuchenboden kann auch mit Pfirsichschnitzen belegt werden: Frische Pfirsiche kurz in kochendes Wasser geben und die Haut abziehen.

Himbeerroulade

Ein Winterkuchen, denn er gelingt auch mit tiefgefrorenen Himbeeren.

1 Rezept Bisquit (Seite 123)
Backpapier
250 ml Sahne
1 EL brauner Zucker
200 g Himbeeren (auch tiefgefroren)

Ein viereckiges Backblech mit Backpapier auslegen und den Teig darauf verteilen. Bisquit im vorgeheizten Ofen bei mittlerer Hitze 20–25 Minuten backen. Bisquit vom Backpapier lösen, auskühlen lassen. Sahne mit Zucker sehr steif schlagen und auf dem Bisquit verstreichen. Himbeeren auf der Sahne verteilen und Bisquit aufrollen. (Tiefgekühlte Himbeeren gefroren auf die Sahneschicht setzen, auftauen lassen, aufrollen.)

Erdbeer-Joghurt-Torte

Geeignet für Geburtstage, da die Torte nahrhaft, nicht zu süß und nicht zu üppig ist. Kleine Schleckermäuler können hier ohne Folgen für das Wohlbefinden richtig zuschlagen. Findet der Geburtstag im Winter statt, tiefgekühlte Himbeeren verwenden. Die Torte kann zum größten Teil schon am Tag vorher zubereitet werden.

1000 g Joghurt (3,6 % Fett)
1500 g Erdbeeren
50 g brauner Zucker
50 g Speisestärke
50 ml kaltes Wasser
1 Rezept Bisquit (Seite 123)
35 g Naturvanillezucker
200 ml Sahne

Sieb mit einem Küchentuch ausschlagen und über eine Schüssel hängen. Joghurt hineingießen, im Kühlschrank zugedeckt 8 Stunden abtropfen lassen. 600 g Erdbeeren mit Zucker im Mixer oder mit dem Mixstab pürieren und durch ein Sieb streichen. Speisestärke mit Wasser glattrühren. Erdbeerpüree in einem kleinen Topf mit dickem Boden unter Rühren zum Kochen bringen, Stärkemischung unterrühren, einen Moment aufkochen, vom Herd nehmen (das Erdbeerpüree dickt sehr stark ein). Erdbeerpüree in einer Schüssel mit dem Handrührgerät sofort mit abgetropftem Joghurt und Vanillezucker verrühren.
Bisquit mit einem scharfen Messer längs halbieren. Die Schnittflächen mit je $\frac{1}{3}$ Erdbeercreme bestreichen. Kuchenböden und restliche Erdbeercreme mindestens 2 Stunden in den Kühlschrank stellen. (Sie können die Torte bis hierher auch schon am Tag vorher zubereiten, dann wird sie besonders saftig.)
Sahne sehr steif schlagen und die restliche Erdbeercreme vorsichtig unterheben. Die restlichen Erdbeeren halbieren, auf die Kuchenböden legen. Einige schöne Erdbeeren für die Dekoration beiseite stellen. Kuchenböden vorsichtig aufeinandersetzen. Erdbeersahnecreme auf der Torte verstreichen und mit Erdbeeren garnieren.

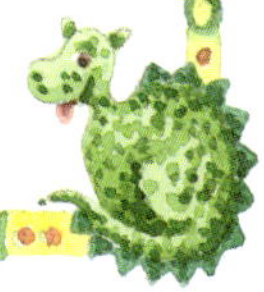

LITERATUR

Empfehlungen für die Ernährung von Säuglingen. Forschungsinstitut für Kinderernährung, Dortmund

Katalyse – Kinderernährung. Kiepenheuer und Witsch, 1995

Prof. Dr. med. Karl-Heinz Niessen: Ernährung des Säuglings. Trias 1995

ADRESSEN

Hier bekommen Sie Informationen zum Stillen/Stillgruppen

Arbeitsgemeinschaft freie Stillgruppen, Gertraudgasse 4, 97070 Würzburg,
Tel. (09 31) 57 34 93, Fax (09 31) 57 34 94, 8–12 Uhr

La Leche Liga Deutschland, Postfach 96, 81214 München

REZEPTREGISTER

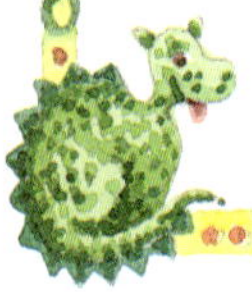